事例分析でわかる
ヘルスプロモーションの
「5つの活動」
Health Promotion Action Means

編著：健康社会学研究会

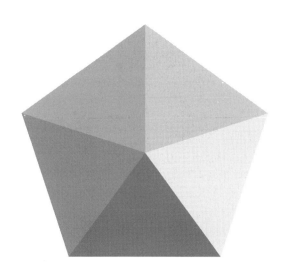

ライフ出版社

はじめに

　ヘルスプロモーションは、わが国では1990年代から厚生省（当時）が推進した健康文化都市構想においてその考え方が取り入れられ、2000年代には「21世紀における国民健康づくり運動（健康日本21）」推進のための地方計画（健康増進計画）の策定を契機に全国に広がりを見せた。

　その健康日本21の推進がはじまってから、すでに十数年が経過している。しかしながら、ヘルスプロモーションの考え方が十分に反映されていない計画や活かし切れていない実践活動が、数多く見られているのではないだろうか。そこで、私たち健康社会学研究会では、ヘルスプロモーションの推進において重要な「5つの活動」（Health Promotion Action Means）にフォーカスをあて、実践事例を検証するプロセスを通して、ヘルスプロモーションの価値を改めて発信したいと考えた。その「5つの活動」とはすなわち、「健康的な公共政策づくり」「健康を支援する環境づくり」「地域活動の強化」「個人技術の開発」「ヘルスサービスの方向転換」である。

　本書は、3部構成となっている。その中心となる第2部「5つの活動の展開例」では、健康社会学研究会のメンバーがヘルスプロモーションの「5つの活動」について、具体的な事例をもとに紹介している。さらに各事例の終わりには、本研究会としてのコメントを付記し、地域、家庭、学校、職場、施設等のさまざまな場面でヘルスプロモーションを推進していくための大切なポイントについて解説的に記述している。

　健康社会学研究会は、わが国にヘルスプロモーションを導入した島内憲夫先生（現・順天堂大学国際教養学部特任教授）が立ち上げた前身の保健社会学研究会（1979年創設）から、健康社会学研究会（1987年創設）に名称を変更したことにはじまる。会員は、保健・医療・福祉等を専門とする大学等の研究者、自治体や施設等に従事する医師、保健師、看護師、栄養士、歯科衛生士、助産師等の保健医療の専門職や事務職等であり、多分野・多職種の横断的な集まりである。そうした研究会メンバーの特色が本書の豊富な実践事例にも反映されている。

　ヘルスプロモーションは、保健医療分野等を超えた健康戦略であり、従来の疾病対策からの発想の転換と広範にわたる取り組みが必要となる。そのような事例を検証的にピックアップした本書を、ヘルスプロモーションの推進に関わる多くの研究者・実践者の方々に手にとっていただけたら幸いである。そして本書を通し、ヘルスプロモーションの活動が有機的に機能し合い、ヘルスプロモーションが目指している本当の意味での健康社会を創るきっかけが生まれれば、執筆者一同にとって、このうえない喜びである。

　最後に、今日の健康社会学研究会の礎を築いてくださった島内憲夫先生（初代代表）、小山修先生（2代代表、元・日本子ども家庭総合研究所研究企画・情報部長）をはじめとする諸先輩方に深くお礼を申し上げたい。

執筆者を代表して　平成28年6月
健康社会学研究会　代表　松岡正純

contents

はじめに

第1部　ヘルスプロモーション再考

第1章 健康を生み出す「5つの活動」　　日本女子体育大学体育学部　助友裕子　　6

第2章 ヘルスプロモーション活動の分析方法
～ヘルスプロモーション活動プロセスワークシートの提案　　日本女子体育大学体育学部　助友裕子　　16

第3章 日本における健康社会づくりの道程と展望　　日本女子体育大学体育学部　助友裕子　　22

第2部　「5つの活動」の展開例

第1章 健康的な公共政策づくり

① 徹底した共有と協働にもとづく健康づくり計画の策定と実施
　　北海道天塩町福祉課ふれあい係　柿崎美穂／東洋大学ライフデザイン学部　齊藤恭平　　27
　　健康社会学研究会からのコメント　　東洋大学ライフデザイン学部　齊藤恭平　　38

第2章 健康を支援する環境づくり

① 子どもの健康を支援する環境づくり
～「遊び」と「身体活動」を通して～
　　NPO法人心身障害者生活支援センターダンデライオン　林二士　　39
　　健康社会学研究会からのコメント　　文化学園大学現代文化学部　杉田秀二郎　　51

② 障害児者のスポーツ活動を取り巻く環境づくり
～NPO法人を主体とした宿泊型キャンプの企画運営に関する活動事例～
　　東洋大学ライフデザイン学部　金子元彦　　53
　　健康社会学研究会からのコメント　　帝京平成大学現代ライフ学部　森川洋　　62

③ 市民・地域・関係団体・行政の連携によるウォーキングのプロモーション
～ウォーキングを中心とした健康のまちづくり～
　　埼玉県飯能市健康推進部介護福祉課　遠藤延人／東洋大学ライフデザイン学部　齊藤恭平　　64
　　健康社会学研究会からのコメント　　東洋大学ライフデザイン学部　齊藤恭平　　75

第3章 地域活動の強化

① 地域住民による高齢者のヘルスプロモーション活動
　　東洋大学ライフデザイン学部　齊藤恭平／神奈川工科大学看護学部　佐藤美由紀　　76
　　健康社会学研究会からのコメント　　日本女子体育大学体育学部　助友裕子　　84

② 小中学校における薬物乱用防止プログラムの実践と地域との連携

文化学園大学現代文化学部　杉田秀二郎　86

健康社会学研究会からのコメント　日本女子体育大学体育学部　助友裕子　97

③ 子育て中の母親たちがその手でコミュニティに「子育てひろば」を創り上げていく

東北福祉大学健康科学部　下山田鮎美／東北福祉大学健康科学部　渥美綾子　99

健康社会学研究会からのコメント　日本女子体育大学体育学部　助友裕子　109

④ 社会参加と地域活動につなぐ参加交流型の健康講座
〜白井市民大学校健康生活学部の講座企画・運営の実際〜

千葉県白井市市民経済部市民活動支援課　松岡正純　111

健康社会学研究会からのコメント　鎌倉女子大学短期大学部　臺 有桂　121

第4章　個人技術の開発

① 在宅療養の実現を可能にした「個人の技術」と「支援者として必要な技術」の構成要素に関する一考察
—医療依存度の高い難病患者の一事例から

愛知県立大学看護学部　下園美保子　122

健康社会学研究会からのコメント　鎌倉女子大学短期大学部　臺 有桂　132

② 住民一人ひとりの主体性を引き出す歯科保健活動の取り組み
〜健口体操を活用した住民との協働を通して〜

千葉県市原市保健センター　高澤みどり　133

健康社会学研究会からのコメント　千葉県白井市市民経済部市民活動支援課　松岡正純　144

第5章　ヘルスサービスの方向転換

① "障害福祉サービスとしての就労支援"から"ヘルスプロモーションとしての就労支援"への転換
〜茨城障害者雇用支援センターにおける就労移行支援事業の活動分析〜

帝京平成大学現代ライフ学部　森川 洋／NPO法人自立支援ネットワーク茨城障害者雇用支援センター　黒岩直人／子育て科学アクシス　黒岩美喜　145

健康社会学研究会からのコメント　文化学園大学現代文化学部　杉田秀二郎　160

② 障害者の就労による自立支援から社会的成熟を目指した支援への転換
〜評価尺度の検討過程を中心に〜

NPO法人自立支援ネットワーク茨城障害者雇用支援センター　黒岩直人／帝京平成大学現代ライフ学部　森川 洋／子育て科学アクシス　黒岩美喜　162

健康社会学研究会からのコメント　帝京平成大学現代ライフ学部　森川 洋　174

第3部　活動事例の総括と展望

第1章　健康社会へ向けて

ヘルスプロモーション活動の展開へのヒント

帝京平成大学現代ライフ学部　森川 洋　177

おわりに

第1部 ヘルスプロモーション再考

第1章

健康を生み出す「5つの活動」

日本女子体育大学体育学部　助友裕子

1 健康社会に向けて

　健康社会時代の到来が期待されているが、経済格差[1]、不平等社会[2,3]、階層化と教育危機[4]、希望格差社会[5]、そして健康格差社会[6]など、現代社会が抱えるとされる課題は後を絶たない。自然科学、社会科学を問わず、科学技術の進歩により、これらの課題はより一層明白なものとなっている。

　しかし、考えてみてほしい。われわれが日常生活を営む現実は、あまりにも深刻で耐え難いものなのであろうかと。物事の深刻な側面ばかりに目を向け、不安を抱かせるような社会構造になってはいないかと。もしかしたら、当たり前のように存在している身近な社会資源がわれわれの生活に不可欠なものであり、健康を保持増進させている要素であるのかもしれないと。

　健康社会の担い手は、社会の健康的な側面に目を向け、それらの要素を高めていくために、ともに活動を共有しようとする。そのようなプロセスは、健康のためのパートナーシップと呼ばれる[7]。明確な目標の達成を視野に入れているものもあれば、常に変化する広範囲の課題に対して継続的に取り組むものもある。近年、持続的な社会創造に向けた産官学民による連携の重要性が叫ばれるようになったことからも、これらの担い手となる活動家が束ねられていくダイナミズムに焦点を当てることは、健康社会の創造に向けて意義のあることである。

　このような立場にもとづき、本稿では、このプロセスを意識し、活動の意義を高め、多様な場面でそれを共有するための視点について論じていく。

2 健康社会の前提条件——'プロセス'とは？

　健康社会では、人々が活動を共有しようとする、ということは前述した。そのような意味で考えれば、人々が活動を共有していく諸プロセスが健康社会を形成する上で重要な要素であることは、言うまでもない。

　わが国の公衆衛生史上、ヘルスプロモーションと言えば、1986年にカナダのオタワで開催された第1回ヘルスプロモーション国際会議で提唱された「ヘルスプロモーションに関するオタワ憲章」[8]における'プロセス'を意味する概念であるとして、広く普及している。

　オタワ憲章を含む13文献についてシステマティックレビューを行ったRootmanらの報告によると[9]、多様なレベルの'プロセス'を整理して考える必要性に気づかされる。

　例えば、図1のように、活動がどのような目的の達成につながったのか（プロセス❶）、その目的が医学的目標（いわゆる従来の保健セクターが目標としてきた地域の健康レベルの改善等）を達成するためにどのような関わりがあったのか（プロセス❷）、さらには地域住民が豊かで幸せに生きるという究極の目標の達成にどのように関わるのか（プロセス❸）、あるいはそれらの過程全体を通じて関連性を説明することは可能なのか（プロセス❹）、といった整理をすることが、健康社会の全体像を把握する際に有用となるであろう。

図1 ヘルスプロモーションの定義に見られる'プロセス'の多様性

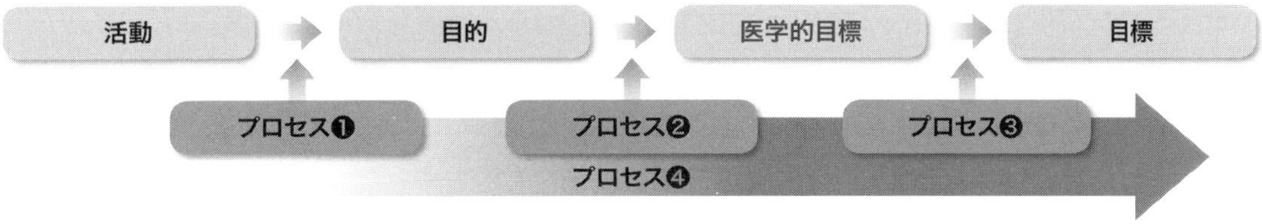

活動 → 目的 → 医学的目標 → 目標
プロセス❶　プロセス❷　プロセス❸
プロセス❹

　またオタワ憲章では、健康の前提条件として平和、住居、教育、食料、収入、安定した環境、持続可能な資源、社会的正義と公平が謳われており、近年の公衆衛生分野においても、次頁の図2のような、健康の社会的決定要因が広く認識されるに至っている[10]。

　このなかで、健康社会を構成する要因には、社会・経済・文化・環境といった広義の社会基盤から、教育・労働環境・水や衛生・保健サービス・住宅といった狭義の社会基盤が挙げられており、これらが人々の健康に寄与している、と考えることができる。同時に、それらを形成するプロセスには、社会地域ネットワークが大きな貢献を果たしている、という見方もできる。すなわち、生活の場における人々の諸活動が、広義の社会基盤を構築し、結果として健康社会が形成される、という考え方である。

　健康社会は、このように人々の諸活動によって成り立つものである。したがって、そのプロセスを分析し、考察することは、さまざまな実践家がそれぞれの地域における自分たちの活動の立ち位置を認識し、現状と課題を明らかにし、活動推進を図る際の糸口を見出すことにつながる、と考えることができる。次項では、それらの活動の多様性について論じたい。

図2 健康の社会的決定要因

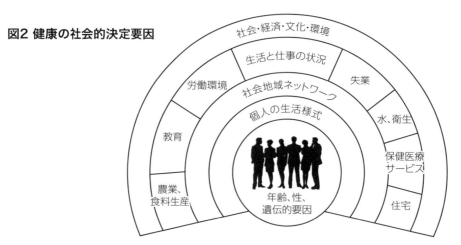

(Dahlgren and Whitehead,1991,Whitehead,1990)(藤野訳)

3 健康社会を目指した「5つの活動」

　WHOのヘルスプロモーション戦略では、1986年のオタワ憲章以降、2009年のナイロビ行動要請に至るまで、一貫してヘルスプロモーション推進のための「5つの活動」`Health Promotion Action Means'[※1]（❶健康的な公共政策づくり、❷健康を支援する環境づくり、❸地域活動の強化、❹個人技術の開発、❺ヘルスサービスの方向転換）が提示されている（**表1**）。

　5つのプロセスとは異なり、「5つの活動」は、WHOのヘルスプロモーション戦略上、普遍的な見解を有してきた。すなわち、ヘルスプロモーション戦略が求めてきたのは、個人や組織の健康づくりに限ったことではなく、社会のあらゆる活動が結果として、「5つの活動」のいずれかに結びついたり、位置づけられたりすることができる可能性を示していたのであろう。ただしそのためには、日常のあらゆる活動が、いかに健康社会の創造に貢献しているか、あるいは結びつく可能性があるのか、その認識を深める作業が重要であると考えられる。

　それゆえ本書では、これらの「5つの活動」を本書の主軸をなす基本概念として位置づけてい

表1 WHOヘルスプロモーション戦略に見られるプロセスと活動方法

	オタワ憲章～バンコク憲章以前 （1986～2005年）	バンコク憲章以降 （2005年～）
プロセス	①唱道	①唱道
		②投資
	②能力の付与	③能力形成
		④規制と法制定
	③調停	⑤パートナー
活動方法	❶健康的な公共政策づくり	
	❷健康を支援する環境づくり	
	❸地域活動の強化	
	❹個人技術の開発	
	❺ヘルスサービスの方向転換	

る。それぞれの活動が持つ意味は、次のとおりである。

❶ 健康的な公共政策づくり－関係者の方向性を共有するための活動

　ヘルスプロモーション活動が発展的な成果を遂げるための後押しとなるのが、政治的意思決定を含む政策形成である。オタワ憲章採択当時は、従来の健康至上主義的な健康政策からの脱却を目指し、人々の健康に配慮した社会の仕組みづくりを意図した公共政策（欧文ではHealthy Public Policyと表記される）の必要性が謳われた。しかしこれは、健康部門を主体とした考え方が発端であったためか、ヘルスプロモーションに関心のある活動家（活動に関わるすべての人々）が草の根的な活動に時間と労力を費やす必要があり、結果として、組織のトップの政策形成に至るまでには多くの問題があった。

　このような課題を受けて、近年ではすべての政策に健康の視点を取り入れるという考え方（欧文ではHiAP＝Health in All Policiesと表記される）を目指した動きがヨーロッパ[11]やオーストラリア[12]で見られるようになり、WHOもこのHiAPを取り入れたアデレード宣言（Adelaide Statement）[13]を採択するなどの支援活動を行っている。

❷ 健康を支援する環境づくり－生活の場で健康を感じられるようにするための活動

　ヘルスプロモーションとは、個人の健康生活習慣の形成ならびにその環境づくりである、と言われて久しい。この環境づくりに取り組む活動を促進するために、自然・人工的環境や生活の場といった社会基盤を含む物理的条件をいかに整備するべきか、を検討することが人々の健康に重要な影響を与えることになる。

　健康を支援する環境とは、家庭、労働の場、余暇活動の場等を含んでおり、人々が日常的に健康を享受することのできる生活の場である。ヘルスプロモーションの実践家には、これらの環境に意識的にアクセスし、それぞれの生活の場でどのような小集団が優位に活動しているのかを注視し、その活動が社会を健康的なものへと変革するような活動であるためには、誰にどのような気づきを与えることができればよいのか、について検討することが求められる。

　例えば近年、都市開発の分野において、健康なまちづくりを視野に入れた都市計画が進められているニュータウンを目にする機会が増えた。そして、地域住民が住み始める前にスーパーマーケットや医療機関等のさまざまなファシリティ（施設）が誘致・建設されたり、あるいは地域の一部が大規模な開発によって驚くほどの速さで変貌を遂げて、まちが完成したりする。しかし、どのような自治体にも存在する図書館や博物館に代表される地域住民の教養や娯楽の充実に寄与すると考えられるファシリティの数が、かえって合計特殊出生率等の健康指標と負の相関を示し、逆にソフトであるボランティア活動行動者率[※2]を介することによって正の相関を取り戻す、といった皮肉な研究結果も報告されている[14]。

※1　オタワ憲章の原文より。
※2　ボランティア活動行動者率とは、総務省が5年に一度実施している『社会生活基本調査』の中で集計される指標で、過去1年間におけるボランティア活動の実施状況を数値化したものである。

これはつまり、どんなに箱モノが増えようと、その存在価値を高める人々の活動が尊重されなければ意味がない、ということを示唆しているのではないだろうか。

❸ 地域活動の強化 － 同じゴールを共有し得る組織やグループを束ねる活動

日本のヘルスプロモーション活動で最も意識的に実践されてきたのが、地域活動の強化であると言えよう。それは、地域保健を主体とする行政保健師や、彼（女）らの事業を支援している行政事業協力型保健ボランティア[15]等が、地域の健康づくり活動やまちづくり活動に精力的に取り組んできたからにほかならない。地域の連帯を強化することの重要性を示唆した東洋思想は、諸外国においてもその価値が認められ、オタワ憲章の根幹となったとさえ言われている。

ここで言う地域活動においては、保健師活動や行政事業協力型保健ボランティア活動といった公的な保健活動のみならず、健康のための取り組みを行う組織やグループ、さらには健康には関心のない多様なサークル活動等が巻き込まれることが意図されている。例えば、がん検診受診率を向上させるための地域活動のあり方を検討してみると、従来のボランティアによる検診受診勧奨活動だけでは限界があり、広くまちづくりに関する活動が活性化することによって生じるソーシャルキャピタル（社会関係資本。いわゆる、人と人とのつながりや絆を意味する）の醸成も視野に入れる必要がある、との指摘もある[16]。

日本のヘルスプロモーション活動実践家には、このような多様な地域資源に目を向けながら、ヘルスプロモーションの他の4つの活動との有機的連携を図ることが期待される。

❹ 個人技術の開発 － 個人が正確な健康情報に触れる機会を増やす活動

ヘルスプロモーションは、多くの健康教育の実践のなかから生まれたアイデアである。人々のヘルスリテラシー（保健行動の意思決定に必要な情報等を調べ、理解し、効果的に活用する能力の程度）を高めるような教育は、効果的なヘルスプロモーション活動の基本であるが、その一方で、教育のみではカバーできない問題を解決するための方法も、また必要である。

ヘルスプロモーション活動における個人技術の開発に際しては、個人への健康教育はもちろんのこと、教育機会へのアクセスを容易にし（オタワ憲章ではhealthier choice, easier choiceと表現されている）、教育活動の有用性を高めるための工夫の実践が各活動体には求められる。結果として、人々の健康機会へのアクセスがより良いものに整備されることによって、健康のための個人技術が開発されるのである。

❺ ヘルスサービスの方向転換 － 健康に関心のない組織とともに歩むための方法を考える活動

過去のヘルスサービスの提供方法を概観すると、ガバナンス論[※3]を主体として今日までに3期

※3 ここでは、市民社会に発生する問題を解決する国家あるいは政府および行政機関の統治スタイルに関する議論を指す。

にわたる方向転換があったとKickbusch[12]は論じている。第1期はアルマ・アタ宣言時代（1970年代）で、地域や国家における部門間連携と政治的戦略、第2期はオタワ憲章時代（1980年代）で、健康的な公共政策の樹立と地域や国家の健康に関わる技術的向上、第3期はHiAP時代（2000年代）で、地域や国家の枠を超えた革新的な技術向上を意識したヘルスサービスがそれぞれ提供されるようになった、と分析している。

すなわち、ヘルスプロモーション活動の実践家は、活動の場における健康分野以外の関係者とともに政治的ムーブメントを構築してきた時代から、より革新的な技術を通じて活動体内部における健康分野以外の関係者を束ねることによって、保健部門と他部門のチャンネルを開拓する時代への変遷を歩んできたということである。

具体的な例として、自治体の健康部門は、自治体内部の他部署と連携するより、伝統的に関わりを積み重ねてきた地域組織と連携することで部門間連携を果たしたと結論づける場合が多いように思われる。これは、直属の上司である健康課長を説得したり、保健センターから距離の離れた本庁舎に知り合いの事務職員をつくったりするといった、本来必要とされる作業を積み重ねるほうがよりハードルが高いという現実を保健師等の自治体専門職がよく知っているためだろう。そのようななかでもやはり、新たな健康づくり事業をひとつ事業化するにしても、まず不可避なのは、'身内の部門間連携' であろう[17]。医療費の高騰により、健康部門の限られた予算をヘルスプロモーション活動に有効に生かすためには、予算化の面でも部門間連携を検討する必要があり、また他部署の事業で健康部門の事業とバッティングしそうな内容があれば、互いの円滑な事業推進に向けて調停するプロセスも必要である[18]。

いずれにしてもまずは、より身近なところから活動の場の文化的ニーズを把握することがヘルスプロモーション活動の礎となるであろう。

4 「5つの活動」の価値を高める5つのプロセス

プロセスとは、「過程」「手順」等と訳される。これまでにWHOのヘルスプロモーション戦略が示してきたプロセスには、グローバル化する世界の実情に対する共通認識が順次、反映されていったように思われる。すなわち1986年当時、オタワ憲章には3つのプロセス（唱道、能力の付与、調停）が示されていたが、その後の時代の変化を鑑み、2005年のバンコク憲章採択[19]時には、投資、規制と法制定が加えられた5つのプロセスが提示されている（前出の表1）。

普遍性のある「5つの活動」に、時代の要請に応えた価値が投入されたことによって、ヘルスプロモーション活動を通じた健康社会の実現のヒントが与えられた、と言えるであろう。

① 唱道 – 活動が発展するきっかけへの認識

健康は重要であるということが社会通念の一部となっているものの、改めてその価値が伝わるきっかけがなければ、健康の重要性についての人々の気づきは喚起されない。とくに、ヘルスプロモーション活動に関わる者以外の人々の理解を獲得したり、健康を超えた新たな領域にある関

係者を巻き込んだりするためには、改めて健康の価値を伝える場がどこにあるのかを確認する必要がある。健康は人権であるという人々の連帯意識が高まったとき、それはときとしてロビー活動として、政治的意思決定に働きかける運動（advocacy）となり、健康が公的議題に上がることを後押しすることにつながる。

② 投資 – 活動の財政的裏づけや活動資金との紐づけ

ヘルスプロモーションに関する政策・施策が立案され事業（program）が実施されるためには、公私セクターのいかんにかかわらず、事業根拠となる予算が必要である。すなわち、予算があるということがヘルスプロモーション活動の必要性や実施可能性を高める根拠となる。他方、ヘルスプロモーション活動への投資家を束ねることもまた、パートナーシップ形成と表裏一体である。なぜなら、社会におけるヘルスプロモーション活動の貢献は人々の健康問題の解決を超えたところにあり、その価値の置き方は投資家によって多様だからである。

ヘルスプロモーション活動では、健康の決定要因をコントロールするための政策形成プロセス、持続的な活動支援、そのための基盤整備といった多岐にわたるプロセスにおいて、継続的な資金が必要とされているのである。

③ 能力形成／能力の付与 – 活動によってエンパワーされるターゲットの把握

ヘルスプロモーションに関わるあらゆる人々の知識向上やその共有プロセスは、結果として、ヘルスプロモーション活動の発展的機会をもたらす。政策形成者や実践家のリーダーが能力形成されれば、リーダーシップが発揮され、劇的に組織が動き出すし、実践家の個々人であれば、それを仲間で共有することによって相乗効果が生み出され、活動に対する愛着や組織としての機運が高まる（empower）。

ヘルスプロモーション研究に携わる者は、このようなプロセスを理解するとともに、数多くある健康情報を整理し、人々のヘルスリテラシーを改善・向上させるための方法論を開発することが必要であり、近年の課題であると言える。

④ 規制と法制定 – 活動の法的根拠という意味づけ

わが国では、日本国憲法第25条において生存権が示されているように、健康は人権であるという認識に立ったとき、あらゆるヘルスプロモーション活動に、人々の健康を保護するための社会保障が伴っている。

近年の事例では、2005年2月に締結されたたばこの規制に関する世界保健機関枠組条約（FCTC）の第8条（たばこの煙にさらされることからの保護）を具現化したMPOWER[20]や、わが国において2000年に成立した健康増進法[21]による受動喫煙対策が代表的である。一定以上の強制力のある規制は、人々の健康を平等にコントロールするための基盤となる。この基盤整備に向けて法制定を進めることは、ヘルスプロモーション活動上、意義がある。

⑤ パートナー／調停 – 活動に関わる人々の調整

　お互いが認め合った役割と原理にもとづいて人々の健康を改善するといった共通の目的を持った多くの実践家（player）を束ねるというパートナーシップのプロセスは、ヘルスプロモーションに必須の条件である[22]。そのためには、部門間連携やそれを調整する人々、さらには協議会方式のような活動を共有できる場の構築が必要となる。実践家となり得る人々とは、行政をはじめとする公的機関、非政府組織を含む多様な民間機関、そのほかあらゆる市民社会等である。

　とくに、行政組織のように包括的な領域をカバーした組織では、これまでのヘルスプロモーション活動で束ねられるべき実践家として、民間機関や市民組織に焦点があてられてきたが、行政内部での部門間連携（係や課を超えた連携）が実は最も困難かつ重要であり、効果的なヘルスプロモーション活動遂行の鍵であることを忘れてはならない。

5 健康社会の実現 – ヘルスプロモーションの展開と今後の課題

ヘルシーセッティング

　ヘルスプロモーションは、社会科学の発想から生まれたアイデアである。

　それゆえ、医学や行動科学において採用されやすい運動・栄養・休養、アルコール、たばこ対策、慢性疾患対策といった個別のトピックスアプローチ（topics approaches）よりも、家庭、学校、職場、地域、医療機関、ファシリティ、まちといった生活の場に焦点をあてたセッティングスアプローチ（settings approaches）を採用することが多い。

　この発端となったのは、オタワ憲章が採択された翌年の1987年、WHOヨーロッパ地域事務局が中心となって展開したヘルシーシティプロジェクトである[23]。このプロジェクトでは、まちが健康であることを測るための基礎指標として、従来の健康施策で用いられてきた人口統計学的指標、死亡率、罹患率、ストレス、健康生活習慣に加え、経済状態（失業率など）、物理的環境（公害など）、住宅の質、公共サービスの質、安全と社会の安定、文化的水準とライフスタイル、教育、地域活動への参加頻度、公正といった観点から、まちの健康度を評価した。つまり、住民の個人責任としての生活習慣対策からの脱却を目指し、人々の真の生活状況に迫る健康づくりやまちづくりを志向した取り組みであったと捉えることができよう。

　このことから、あらゆる生活の場に着目したWHOの取り組みは、ヘルシーセッティング（healthy settings）として学校、病院、島、市場、都市国家、診療所、刑務所、村、職場、観光の場等へと応用的に展開されている。

理論的根拠にもとづいた事例分析

　ヘルスプロモーションが世界的なムーブメントとなった1986年から約30年の歳月が経過し、その間、2005年にバンコク憲章が採択されたものの、WHO本体におけるその価値は消滅の危機に

さらされている。現在のWHOの戦略は、非感染性疾患（NCD）対策が中心である。このような背景を持つことになったWHOヘルスプロモーションに関する政策課題について、湯浅[24]は、世界保健総会決議文書、世界保健総会報告文書、執行理事会文書といったWHOの公文書を調査し、エビデンスにもとづくヘルスプロモーション推進の欠如を指摘した上、課題を明らかにした。伝統的な医学介入を超えるヘルスプロモーション活動は、保健部門に理解され難く、エビデンスが少ないため予算配分も少ない、それゆえ、パイロットプロジェクト等を通じて結果や成果を示す必要がある、というものである。

このような指摘は、言い換えるならヘルスプロモーション活動の実践家が、自分たちの活動が幅広いために、その意義や位置づけを見失っていたり、活動に関わる多忙な実践家の間で共通認識を図る機会が少なかったりする、という現実を示唆しているのではないだろうか。そしてそれが、「ヘルスプロモーション活動は何でもあり」と言われてしまう所以ではないだろうか。今こそ、系統立てた事例分析の方法が求められていると言えよう。

例えば、ヘルスプロモーション活動の効果を重視するWHOの風潮を考慮するなら、そのエビデンス構築プロセスについては、疫学であればコホート研究やメタアナリシス等のエビデンスレベルにもとづいた研究デザイン、健康教育学であれば多様な対象者間の比較分析を中心とした事例分析が重視されていることから、健康社会を目指した学問領域（例えば健康社会学）においても、確固たる理論的根拠にもとづいた事例分析が必要である。

[参考文献]
1) 橘木俊詔. 日本の経済格差－所得と資産から考える. 東京：岩波新書, 1998.
2) 佐藤俊樹. 不平等社会日本－さよなら総中流. 東京：中央公論新社, 2000.
3) 平岡公一. 高齢期と社会的不平等. 東京：東京大学出版会, 2001.
4) 苅谷剛彦. 階層化日本と教育危機－不平等再生産から意欲格差社会へ. 東京：有信堂高文社, 2001.
5) 山田昌弘. 希望格差社会－「負け組」の絶望感が日本を引き裂く. 東京：筑摩書房, 2004.
6) 近藤克則. 健康格差社会－何が心と健康を蝕むのか. 東京：医学書院, 2005.
7) World Health Organization. Health Promotion Glossary. 1998.
8) World Health Organization. Ottawa charter for health promotion. 1986.（島内憲夫訳. ヘルスプロモーション－WHO：オタワ憲章. 東京：垣内出版, 1990.）
9) Rootman I, Goodstat M, Potvin L, et al. Toward a framework for health promotion evaluation. Copenhagen, European Office of the World Health Organization, 1997.
10) Whitehead M. The concepts and principles of equity and health. Copenhagen, World Health Organization, 1992.
11) Council of the European Union. Council conclusions on Health in All Policies (HiAP). Proceedings of the 2767th Employment, Social Policy, Health and Consumer Affairs Council meeting, Brussels, 30 November and 1 December 2006. http://www.consilium.europa.eu/ueDocs/cms_Data/docs/pressData/en/lsa/91929.pdf（2014年4月17日にアクセス）.
12) Kickbusch I and Buckett K. Implementing Health in All Policies: Adelaide 2010. Government of South Australia, 2010.
13) WHO. Adelaide Statement on Health in All Policies. Adelaide: Government of South Australia, 2010.

14) 助友裕子，片山佳代子，稲葉裕．都道府県別合計特殊出生率，ボランティア活動行動者率，各種ファシリティの関連－少子化対策に配慮したまちづくりのあり方に関する一考察－．厚生の指標．2010；57（3）：23-30.
15) 奥野ひろみ．行政事業協力型保健ボランティア活動の類型化と運営の特徴．日本健康教育学会誌．2008；16（4）：163-175.
16) 助友裕子，片山佳代子，片野田耕太，他．部位別がん検診受診率と各種ボランティア活動行動者率の関連－がん検診受診率とソーシャル・キャピタルに関する検討－．民族衛生．2013；79（4）：87-98.
17) Germann K, Wilson D. Organizational capacity for community development in regional health authorities: a conceptual model. Health Promot Int 2004; 19（3）：289-298.
18) 助友裕子，河村洋子，柴田愛，他．自治体の健康づくり事業における会員制ウォーキングシステム事業化のパートナーシップ形成プロセスの検討－M市健康推進課のICウオーク事業－．保健医療科学．2011；60（4）：339-346.
19) WHO. The Bangkok charter for health promotion in a globalized world. 2005.（島内憲夫，鈴木美奈子訳．ヘルスプロモーション－WHO：バンコク憲章．東京：垣内出版，2012.）
20) WHO. The MPOWER package. WHO Report on Global Tobacco Epidemic, 2008.
21) 健康増進法（平成十四年八月二日法律第百三号）．http://law.e-gov.go.jp/htmldata/H14/H14HO103.html（2014年4月17日にアクセス）．
22) Kickbusch I. ヘルスプロモーターの役割．日本健康教育学会誌．2000；8（1-2）：1-4.
23) 島内憲夫，小野田薫，岡本暁，他訳．ヘルシー・シティーズ―新しい公衆衛生をめざして，東京：垣内出版，1995.
24) 湯浅資之．WHOヘルスプロモーションの動向．健康社会学研究会2011年7月月例会資料．

第1部 ヘルスプロモーション再考

第2章

ヘルスプロモーション活動の分析方法
～ヘルスプロモーション活動プロセスワークシートの提案

日本女子体育大学体育学部　助友裕子

1 ヘルスプロモーション活動を分析する際の具体的方法

「ヘルスプロモーション活動プロセスワークシート」活用のすすめ

　今、実践しようとしている活動、あるいはすでに実践しているヘルスプロモーション（と認識している）活動は、第1章で述べた「健康を生み出す5つの活動」のどれに該当するだろうか。重複している活動もあるだろう。そして、それらの活動は、どのような価値を意図したものだろうか。これらを確認するための作業において、「ヘルスプロモーション活動プロセスワークシート」（**表2**）を用いることを提案したい（本ワークシートは筆者の私案である）。

　「5つの活動」方法のみならず、そこに5つの価値づけを付与することをも示唆したWHOヘルスプロモーション概念は、系統立てた事例分析の方法開発にある種のヒントを提示している。しかしながら、これまでに蓄積されてきた実践報告を概観する限り、一部のプロセスあるいは一部の活動方法に関する報告が多く、これらのヒントを包括的に検討したものでさえ、研究者独自の価値づけによる考察が散見される。

　そこで、このような現状を打開するために筆者らが開発したものが、普遍的な「5つの活動」とその価値づけとしての「5つのプロセス」を組み合わせた表2のプロセスワークシートである。これを用いて活動事例の検討を試みれば、ヘルスプロモーションの考え方に則した対策の過不足が「見える化」できるだろう。

現状と課題を把握し、活動を発展させるヒントを得る

「ヘルスプロモーション活動プロセスワークシート」は、筆者が市区町村職員を対象としたがん対策推進のための研修会の講師として、自治体がん対策の活動分析に用いることを試みた後に、健康社会学研究会が第70回日本公衆衛生学会自由集会や健康社会学セミナーでさらに発展させた活動分析ツールである。ヘルスプロモーションにおける「5つの活動」に「5つのプロセス」

表2 ヘルスプロモーション活動プロセスワークシート

■タイトル
■ヘルスプロモーションとは、人々が自らの健康とその決定要因をコントロールし改善することができるようにするプロセスである。(WHO 1986/2005)

■目標（狭義）：
■目的（広義）：

考えることは、 ◆すでにされていること ◆これからできること		5つのプロセス				
		唱道 (その活動が発展するきっかけ)	投資 (その活動の財政的裏づけや活動資金等)	能力形成 (その活動によってエンパワーされた人物あるいはその活動のターゲットについて)	規制と法制定 (その活動の法的根拠)	パートナー (その活動に関わった人々)
5つの活動方法	1.健康的な公共政策づくり (Key Words：利害関係者、意志決定者、影響力のある人)					
	2.健康を支援する環境づくり (K.W：家庭、労働、余暇)					
	3.地域活動の強化 (K.W：エンパワメント、地域資源)					
	4.個人技術の開発 (K.W：生活の場)					
	5.ヘルスサービスの方向 (K.W：システム開発、文化的ニーズ)					

出典：助友裕子．市区町村がん予防と保健活動－ヘルスプロモーションから見る押さえどころ－．社団法人全国保健センター連合会，平成20年度関東・甲信越ブロック市町村保健センター事業研究会　市町村におけるがん対策と市町村保健活動を考える(平成20年12月2日)講演資料；2008：52-5．改変

を掛け合わせた5×5の総計25項目からなる検討項目によって構成されている。またこのツールは、**表3**のようなメリットとデメリットを含んでいる。そのため、使用する場合には、それらの特徴を理解した上で用いるとともに、より適切に使用する方法を見出すための作業が今後、期待される。

一方で、5×5による25項目という枠を超えた議論を提起することも重要である。なぜなら、「5つの活動」の持つ普遍性や5つのプロセスがたどってきた時代変遷を踏まえると、今後、新たな活動や価値が追加されるかもしれないからである。

なお、25項目の穴埋めに終始するような作業は、あまり望ましいとは言えない。「5つの活動」は、有機的連携のもとに成り立つ活動であるし、付与する価値も個人によって多様であるため、一事象につき重複項目が多数発生しても構わない。要するに、「ヘルスプロモーション活動プロセスワークシート」が意図する作業の目的は、25項目の穴埋めを完成させることではなく、作業を通じて関係者が事例の内容を確認し、共有することにあるのだ。

結果として、すでに取り組まれていること、まだ不足している活動、現在進行中の活動といった現状と課題を見つけることができ、活動を発展させるためのヒントが得られるに違いない。

表3「ヘルスプロモーション活動プロセスワークシート」の特徴

メリット	デメリット
●包括的なヘルスプロモーション活動の確認が可能となる	●信頼性と妥当性の判断が未確立
●第三者評価に有効で活動の客観的価値が高まる	●作業に多大な労力（時間、人材）を要する
●多彩な実践家によるグループワークを行うため調停プロセスとしての価値が高まる	
●多様な事例の比較可能性が高まるのでヘルスプロモーション事例集を構築し共有することができる	

2 ワークシートを用いた実践例：荒川区の事例を用いて

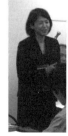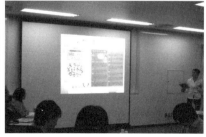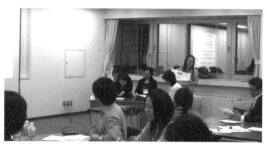

写真1 事例共有と議論（第70回日本公衆衛生学会自由集会）の様子

第2章 ヘルスプロモーション活動の分析方法

東京都荒川区「がんのことをもっと知ろう」プロジェクト[1]の概要

- ■実施期間：平成22年度、平成23年度に実施（事業化して今後も活動の継続を希望）
- ■実施目的：小学校高学年児童にがんの正しい知識を伝える
- ■実施方法：保健所スタッフによる寸劇形式の出前授業
- ■実践家：荒川区立汐入小学校職員（栄養士、養護教諭）、荒川区保健所職員（医師、看護師、検査技師、保健師）、国立がん研究センター研究者（公衆衛生、健康社会学の専門家）
- ■実施内容：小学校の第3～第4校時に二部構成のがんに関する授業を行った。

　第一部では、保健所職員による寸劇「汐入家の人々」が上演され、お父さんのがん検診受診やお母さんの禁煙、ならびに子どもたちの食生活改善を導くお茶の間の様子が描かれ、適宜、研究者「あら博士」と教員「栄養士」による解説が加えられた。これにより、がんの統計、一次予防、検診の重要性が示された。

　第二部では、がん患者による体験談の講演が行われ、がん患者の生活への理解が促された。

　一連のがんに関する教育によって、子どもたちのがんに対する認識を深める効果が得られるとともに、学習した内容を家庭で大人と共有したり、地域の保健活動への理解を促進したりするなどの波及効果が生み出された。

　このようなプロジェクトを立ち上げ、事業化に向けたプロセスが考察され、さらに発展させるための課題抽出が求められている。

取り組みにおける5つの活動方法とプロセスの抽出

　ここでは、「ヘルスプロモーション活動プロセスワークシート」を用いた先行事例として、第70回日本公衆衛生学会自由集会における議論のまとめを示す。

　当該集会には30人の行政職員や研究者が集い、東京都荒川区が実施した「がんのことをもっと知ろう」プロジェクトの事例報告を1時間程度、共有した後に、5つのグループに分かれ、それぞれのグループが「5つの活動」のうちの1つを担当し、当該活動における5つのプロセスについて議論した（**写真1**）。

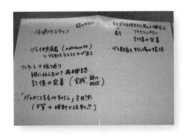
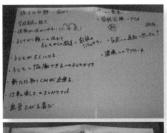
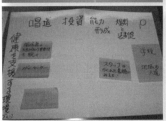
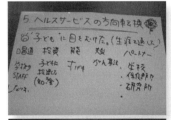
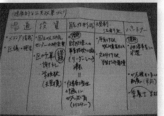

写真2　グループごとの活動分析結果（第70回日本公衆衛生学会自由集会）

5グループによる事例分析の検討結果は、それぞれ**写真2**のように模造紙にまとめられた。それを集会後に回収し、健康社会学研究会において「ヘルスプロモーション活動プロセスワークシート」に各項目のテキストを転記し、1枚のシートとして完成させた。それが、**表4**である。

活動の強みと弱みなどの把握が可能

「唱道」「投資」「能力形成」「規制と法制定」「パートナー」の5つの各プロセスを見てみると、

表4 ヘルスプロモーション活動プロセスワークシート
東京都荒川区「がんのことをもっと知ろう」プロジェクトの事例分析

		プロセス				
		唱道	投資	能力形成	規制と法制定	パートナー
活動方法	1.健康的な公共政策づくり	・**メディア**掲載、区議の発言	・国立がん研究センターの研究費、区の予算（課題）・謝礼・学校数（規模）	・（課題）財政課への事業根拠の提示（リーダーシップ）課長＝健康増進計画にがん教育(H24-)	・厚労行政・**がん対策基本**法・文科行政・学習指導要領	・（課題）他課事業との調整、がん親を持つ子への配慮（事前）、学校栄養士
	2.健康を支援する環境づくり	・関係者の継続的重要性を説く、がんセンター、学校が調整する労力（授業時間・場所・保護者の巻き込み）		・**スタッフ**のかくれた素顔が見えた!		・**学校**、地域の人たち
	3.地域活動の強化	・情報が伝わりやすい（小→中→高）、子どもから親への伝わり、新たな取り組みができる、新しい意見、**区民へ通知**＝問い合せ増加	・**子どもが大人になる**、学校公開-PTA	・学校教育の拡大、子どもからの教育＝家族のコミュニティ、**仕事の楽しさ**＝エンパワメント、出来上がる喜び		・さまざまな分野（国がん[*1]）、子どもと協働できる
	4.個人技術の開発	・がん体験者→役割を与えると力が出る	・がん教育を行う場の提供	・保健所**スタッフ**、アンケート→振り返り・親に伝えたか？再確認・記憶の定着、クイズ+劇→子どもたちに考える機会を・アクセスしやすい・記憶定着	・「がんのことをもっと知ろう」を配布（平等）	
	5.ヘルスサービスの方向転換	・学校のスタッフ、シナリオ	・**子どもに投資した**（知・お金）	・寸劇	・**がん基法**[*2]	・**学校**、保健所、研究所

※第70回日本公衆衛生学会自由集会での議論をまとめた。25項目中の各テキストは、グループによって記述されたテキストを転記したものである。
※太字は活動方法間の有機的連携の一例。
*1：国立がん研究センター
*2：がん対策基本法

1つのプロセスにつき、同義の単語が複数出現していることがわかるだろう。これは、「5つの活動」が相互に有機的連携を果たしていることの証左であると考えられる。

またこの結果からは、「健康を支援する環境づくり」と「地域活動の強化」において、「規制と法制定」の観点からの議論が発生しなかったことが読み取れる。この点から、今後は法規関連の専門家の意見を仰ぐことによって、これらの活動がさらに活性化する可能性も考えられる。

このように「ヘルスプロモーション活動プロセスワークシート」を用いることによって、活動の共有と課題の抽出を検討することが可能となる。

そればかりか、実践家の中心人物であった荒川区保健所職員は、第三者と共有し、議論し、これらの結果を得たことにより、さらなる力量形成がなされた、と実感していた。その後、荒川区では、平成23年度末に策定された第2次荒川区健康増進計画において、がん教育の実践について明文化し、事業化した。

これこそ力量形成の成果の一つと言えるのではないだろうか。[2),3)]

【参考文献】
1) 小竹桃子．小学校でのがん予防教育出前授業－保健所と学校と研究者との連携－．公衆衛生情報 2011；41(2)：40-42．
2) 荒川区．荒川区健康増進計画．2011．http://www.city.arakawa.tokyo.jp/kusei/kouso/keikaku/shogaikenkotoshi/kenkouzousin.files/kenkouzousinkeikaku.pdf（2014年4月17日にアクセス）．
3) 小竹桃子，稲葉裕子，松本承子．「まちづくり」の現場 小学校におけるがん予防出前授業の実践：子どもの学びで親の健康観も変える試み．保健師ジャーナル．2012；68(12)：1076-1080．

第1部 ヘルスプロモーション再考

第3章 日本における健康社会づくりの道程と展望

日本女子体育大学体育学部　助友裕子

1 わが国におけるヘルスプロモーションの普及プロセス

わが国における4つの転換期

　ヘルスプロモーションにおける「5つの活動」方法の生みの親であるオタワ憲章の出現は、健康社会の実現に向けた大きな第一歩をもたらした。そしてその後、この機運を高めようとした諸先達によって、わが国のヘルスプロモーション概念は20数年にわたる時代的変遷を経て、今日までたどりついた。

　図3は、学問的背景の違いやヘルスプロモーションを捉える際の抽象度といった2つの軸により、その変遷を概観したものである。

　この図は、これまでのわが国におけるヘルスプロモーション普及プロセスに4つの転換期があったことを意味するマトリクスであると同時に、今後に必要とされるヘルスプロモーション活動の方向性をも示している。

第1期：ヘルスプロモーション萌芽期（1980年代）

　今日のわが国におけるヘルスプロモーション概念の普及は、オタワ憲章が採択された1986年にデンマークのコペンハーゲンに留学をした島内がWHOヨーロッパ地域事務局のKickbuschらから、その思想を紹介されたことに端を発する。

健康社会学（当時、保健社会学）を専門とする島内は、伝統的な医学のみによらない社会科学的示唆に富む健康づくりへのパラダイムシフトを意図したヘルスプロモーションの価値に魅了された。そして帰国後の1987年、オタワ憲章の翻訳ならびに**図4**に示した坂道の図「図解ヘルスプロモーション」の提示をもって、わが国にヘルスプロモーション理念を紹介した[1]。

「図解ヘルスプロモーション」については、KickbuschをはじめとするWHO関係者らの共通認識として市民への啓発に用いられていたものであり、島内はそれをもとに帰国後にわが国のヘルスプロモーション概念の理解促進のために紹介した。実は、WHO関係者らが用いていたオリジナルの図は特段、出版物等の公の形で用いられたことはなかった。そのため、はじめてその図を目にした日本国民にとっては実に新鮮であり、まさに理解の促進に値する図であった。そのことを改めて確認しておきたい。なぜなら、今日までに島内が紹介した「坂道の図」を基礎として、多くの研究者や実践家が改編図を用いているからである。

なお、個人の生活習慣改善とそのための環境づくりという2本柱は、どの図においても共通して見られるものであり、わが国のヘルスプロモーション概念はこの「坂道の図」にこそ、その理解が集約されていると言っても過言ではない。

第2期：公衆衛生革命期（1990年代）

第1期における島内の主たる推進の舞台は、健康社会学研究会および同研究会が主催する日本公衆衛生学会自由集会（ヘルスプロモーションを実践する会）であった。そのため、島内が紹介

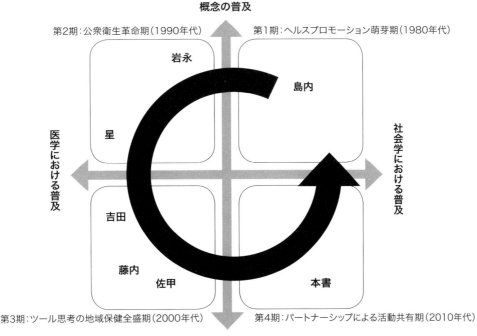

図3 わが国のヘルスプロモーション普及プロセス

したヘルスプロモーション概念は、公衆衛生を専門とする地域保健従事者や研究者らの関心を集めた。

なかでも岩永は、「ブレイクスルー型の地域づくり型保健活動」（後のSOJO(ソージョー)モデル＝System Oriented Joyful Operation model）としてヘルスプロモーション活動を発展させ[2]、また星は疾病の自然史の延長線上に「0次予防」という概念を置いたりするなどし、ヘルスプロモーションが単なる健康増進とは意を異にするものであることを強調した[3]。

同時に、日本健康教育学会が設立されて、ヘルスプロモーションを導入した包括的な健康教育への必要性が議論されはじめたのも、この時期であった。結果として1990年代後半には、文部科学省が保健体育審議会答申において、ヘルスプロモーションの理念にもとづいた健康教育を推進する必要性を示すに至った。

第3期：ツール思考の地域保健全盛期（2000年代）

2000年代に入ると、わが国では厚生労働省による21世紀の国民健康づくり運動「健康日本21」が開始され、その総論部分でヘルスプロモーションの理念が紹介された。そのため、国内の自治体行政担当者に広くヘルスプロモーションの単語が浸透するようになった。

と同時に、ヘルスプロモーション計画の策定と評価という観点から、Greenによって提唱されたPrecede-Proceedモデルが吉田によって紹介された[4]。原典は、神馬らが翻訳紹介し[5]、NPO法人ウェルビーイング（当時は「福岡予防歯科研究会」）を中心とした九州地方の実践家や研究者らによって、MIDORIモデルとして発展的に普及されることとなった（のちにウェルビーイング

図4 島内が紹介した「図解ヘルスプロモーション」

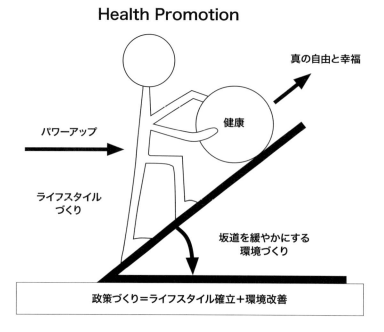

では、独自に開発したOPPAモデルへとさらなる発展的展開を遂げている[6]。なおOPPAとは、Objectives、Program、Project、Actionの各頭文字からとったもの)。

なかでも大分県職員（当時は保健所長）であった藤内は、行政のあらゆる保健事業においてヘルスプロモーションが適用可能であることを示すために、Precede-Proceedモデルの適用事例の紹介をしたり、島内の「坂道の図」を行政事業を想起させるものへと改編したりするなど、公衆衛生や地域保健におけるヘルスプロモーションの地位を優位なものへ発展させることに多大な貢献を果たした[7]。藤内によって改編された「坂道の図」は、健康日本21においても採用され、ヘルスプロモーション活動のなかでも地域活動の強化が強調された。

一方で、行政関係者に「ヘルスプロモーション」の単語が浸透すればするほどに、その理念が混乱するようになったのもこの時期であった。そのような状況のなかで佐甲は、WHOのヘルスプロモーション用語集を独自に翻訳し[8]、保健所長としての自らの職務経験を活かした多くの業績を残しており、わが国のヘルスプロモーション史に新たな解釈を構築した。

第4期：パートナーシップによる活動共有期（2010年代）

島内がオタワ憲章の理念を導入した第1期を除き、第2期以降は地域保健、産業保健、学校保健、国際保健といった各領域を持つ公衆衛生分野を中心に、ヘルスプロモーション概念は普及していった。公衆衛生分野ではどの領域においても、実践家の日々の業務に即対応することのできる理論やモデルなどのパッケージが歓迎される傾向にあり、第2期以降はそのようなパッケージが急速に発展し、わが国におけるヘルスプロモーション理念はそれらに乗じてかなり普及したように思われる。

しかし筆者は、一部の研究者によってつくられた断片的な理論によって形成された独特のヘルスプロモーション活動が蔓延し、元来のヘルスプロモーション理念を総合的に把握できている者の割合が減少しているのではないか、ということを危惧している。

2 ヘルスプロモーションの原点に迫る活動分析の提案

そこで本書では、このような現状に鑑み、第4期への方向性の示唆として、再びヘルスプロモーションの原点に迫る活動分析を提案し、本来的なヘルスプロモーションを再確認していきたい、と考えている。

したがって、本書の第2部においてはその具体的事例について、「5つの活動」別に前述の「ヘルスプロモーション活動プロセスワークシート」を用いた分析を念頭に置きながら例示している。これらの活動は、主とする活動の方向性があるにせよ、「5つの活動」方法が有機的連携を果たすといった、ヘルスプロモーション活動の価値を改めて提示するものである。

読者においては、本書の各著者や実践家では把握することができなかったワークシートの空白のセルに記載すべき点についてご検討いただき、多角的視野から活動分析することの価値を共有していただければ、幸いである。

[参考文献]
1) 島内憲夫．ヘルスプロモーション入門．東京：垣内出版，1990．
2) 岩永俊博．地域づくり型保健活動の考え方と進め方．東京：医学書院，2003．
3) 星旦二．環境整備による「ゼロ次予防」の推進が最重要．公衆衛生情報：42-43：2001．
4) 吉田亨．プリシード・プロシードモデル．保健の科学 1992；34(12)：870-875．
5) ローレンス W.グリーン，マーシャル W.クロイター．（神馬征峰，岩永俊博，松野朝之，他訳．）ヘルスプロモーション―PRECEDE-PROCEEDモデルによる活動の展開．東京：医学書院，1997．
6) 中村譲治，岩井梢．MIDORIモデルからOPPAモデルへ．ヘルスサイエンス・ヘルスケア 2003；3(1)：24-29．
7) 藤内修二．オタワ宣言とヘルスプロモーション．公衆衛生．1997；61(9)：636-641．
8) 佐甲隆．ヘルスプロモーション用語集．http://www1.ocn.ne.jp/~sako/glossary.html（2014年4月17日にアクセス）．

第2部 「5つの活動」の展開例

第1章 健康的な公共政策づくり

1 徹底した共有と協働にもとづく健康づくり計画の策定と実施

北海道天塩町福祉課ふれあい係　柿崎美穂
東洋大学ライフデザイン学部　齊藤恭平

1 2年かけて策定した健康づくり計画

　市区町村の健康づくり（増進）計画は通常、1年や半年ほどの期間で策定されるケースが多い。しかし、このような短い期間では、住民との十分な健康情報の共有や健康づくり事業の協働を完遂することは困難ではないだろうか。そのようななか天塩町では、2年間（平成15～16年度）の長期間にわたり、議論を積み重ね、共有や協働をキーワードに計画を策定した。
　ここでは、この計画策定における共有や協働のプロセスや、計画策定によって立ち上がった健康づくり事業や活動の協働内容に関して解説する。

2 天塩町の概要

　天塩町は、北海道の北西部にあり、北海道第2位の長さの大河・天塩川の河口に位置している。人口約3,367人（平成26年4月末）、高齢化率31.3％（平成26年4月末）、年間出生数23人（平成25年度）であり、若年層を中心とした人口の流出による核家族化・少子高齢化が進んでいる。
　産業については、酪農畜産を基幹産業とし、牛の飼育頭数は1万8千頭を数え、年間4万4千トンの牛乳が生産されている。また漁業では、シジミの漁獲量が北海道一を誇り、「味と粒の大きさは日本一」と自負する『天塩シジミ』は特産品として有名である。

3 健康づくり計画策定のきっかけ

「私たちが行っている予防事業には意味があるのか？」

当時、保健担当部署・介護保険担当部署にいた保健師・栄養士・介護福祉士（以下、スタッフ）のそれぞれにこのような疑問が生まれていた。それまでスタッフは、広く町民の健康への意識を高めていきたいという思いから、試行錯誤を繰り返し、生活習慣病予防のための健康教育、健診結果説明会、認知症高齢者への支援、親子に対する支援等々、さまざまな活動を行ってきた。しかし、それらの活動が町民の健康にどのような影響を与えているのかが見えにくく、スタッフの一方的な思いによる支援に留まっているのではないかとの疑問を抱きはじめていた。

そこで、スタッフ内で自分たちが行ってきた業務に対する疑問や悩みを話し合い、何を大切にし、どのように仕事をしていきたいか、を話し合った。そのなかで、「町民が考える健康は何か？」「町民はこの町でどのような生活を送りたいのか？」を把握するとともに、町の健康課題を明らかにしながら、天塩町の健康づくりの目指す方向性を町民とともに考えていきたい、とスタッフ全員の思いが一致した。

そして、健康づくり計画策定への一歩を踏み出し始めたのである。

4 健康づくり計画の内容と策定プロセス

計画策定の目的

健康づくり計画の目的は、計画策定の全プロセスにおいて、町民が健康情報や健康観を共有しながら、その策定に主体的に参画し、天塩町における健康づくり施策の目指すべき方向を、町民を中心として行政と関係機関が一体となって明らかにしていくこととした。

さらに、策定プロセスを通じて町民・行政・関係機関がネットワークを築き、さまざまな健康づくり活動の協働が起こることを通じて、生涯を通じた健康づくりを支える環境を構築していくことを目指した。

計画の内容

健康づくり計画では、ライフステージを「親と子」「思春期」「成人期」「高齢期」の4つに分け、平成15年度（「親と子」「高齢期」）と平成16年度（「思春期」「成人期」）の2か年という長期にわたって議論を重ね、計画を策定した。

町民参加をイメージした計画となるよう、各ライフステージにおける健康観の共有からスタートし、理想的な町の姿や健康に関する目標など、目指すべき方向性を共有する地域づくり型の手法を援用しながら、協議を進行させた。

アドバイザーとしての学識経験者の存在と保健所の支援

　計画策定においては、2つの大学から2人の学識経験者にアドバイザーをお願いした。一方には実態調査の調査票の作成と結果分析等に関する助言・指導を依頼し、もう一方には策定会議全体のスーパーバイザーとして会議全体の進行役を担ってもらうと同時に、スタッフに対するヘルスプロモーションに関する講義、策定会議におけるファシリテーター、書記としての行政職員の役割についての指導をお願いした。

　さらに、所轄の保健所には、計画策定のために必要な情報の提供、スタッフとしての策定会議への参加、実態調査と分析に関する助言・協力、そして計画策定の方向性に対するアドバイスなど、あらゆる面のサポートをお願いした。

　こうしてアドバイザーの助言・指導と保健所の支援・協力を得たことによって、計画策定の目的や方向性がぶれることなく、またスタッフのモチベーションも維持しつつ、計画策定に臨むことができた。

　一般的に、計画策定のプロセスでは、策定委員会などで住民に対して参加や協働を呼びかける場面が多く出てくるが、これまで行政主体で行われてきた保健事業のなかで突然、住民参加や住民主体を求めることは、行政側にも躊躇があり、住民にも違和感を抱かせる場合が多い。そうした感覚を軽減するためにも、行政でも住民でもない、中立な立場のアドバイザーやスーパーバイザーを確保したことは、重要な選択であったと考える。

計画策定のプロセス

1) ワークショップ形式の策定会議
4つのライフステージごとに町民と行政が同じ目線で

　「親と子」「思春期」「成人期」「高齢期」の4つのライフステージごとにワークショップ方式による策定会議を開催した（**図1**）。策定会議には策定委員、保健推進員、役場内検討委員が参加し、町民と行政が同じ目線で町民の健康について話し合いを重ねた。

　策定委員については、健康づくり活動が地域に根ざした町民主体の活動となるよう商工会、青

図1　策定会議の構成

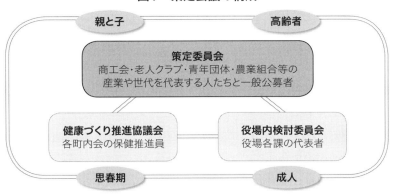

年団体、老人クラブ、農業組合等の町の産業や世代を代表する団体からの選出とともに、一般公募の委員からなる計25人で構成した。選出にあたっては、団体内の役職にこだわらず、率直に意見を述べてくれる人や健康に関心のある人に声をかけて依頼した。

保健推進員に関しては、各町内会から選出されている健康づくり活動のリーダー的存在となる立場の関係者であることから、その参加によって町民により近い目線で話し合いを進めることをねらった。

また、役場内部に各課の代表者による役場内検討委員会を設置し、策定会議で出された行政に対する意見について、各課で実現できることを検討することとした。

『理想の健康』と『現実』のギャップから必要な取り組みを抽出

策定会議ではまず、それぞれのライフステージにおいて理想とされる健康な姿を自由に描いた。健康とは、ただ単に「病気をしない」「元気」ということだけでなく、「友だちや仲間がたくさんいる」「趣味や生きがいがある」「目標や夢がある」「感動や悲しみを感じることができる」「家族みんなが元気で幸せに暮らせる」など、さまざまな視点で『理想の健康』についての語り合いがなされ、それらを共有することができた。

一方、『理想の健康』と『現実』のギャップを理解してもらうため、町の健康の実態や課題については、スタッフから報告した。その上で、アンケート調査の結果と日頃から感じているスタッフの健康課題を擦り合わせ、町民に知ってもらいたいことに優先順位をつけて、課題提示を行った。そして、理想と現実を比べながら、地域に必要な取り組みについてのアイデアを出し合い、それらのなかから実現できそうなアイデアについては具体化し、さらに「町民ができること」「関係機関ができること」「行政ができること」「それぞれが協働してできること」に分けて考えていった（**図2**）。

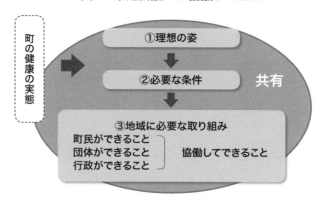

図2　策定会議での協議プロセス

2) アンケート調査とグループインタビュー

地域の健康資源の把握も可能に

町の健康実態や課題の把握を目的として、ライフステージごとにアンケート調査を実施した。調査票は、国や北海道の指標や客観的な評価指標を参考にしたほか、策定会議で出た意見を盛り込み、作成した。調査結果は、策定会議や町内回覧を通して町民に広く伝え、町の課題や現状を

共有していった。

　また、町民の意見や声をもっと計画に反映させたいという思いから、農協女性部や育児サークル、高齢者団体、町内会、中高生など、町内の団体や保健事業に参加している人を対象にグループインタビューを行った。

　これらの取り組みを通じ、町民の健康づくりに対する意見や要望だけではなく、すでに取り組んでいる活動を知ることができ、地域の健康資源を把握することもできた。

3）町民への周知
経過を知らせる「健康づくり計画だより」を発行

　町民に計画策定の経過を知ってもらうため、策定会議の様子やアンケート調査の結果、実現した取り組みなどをまとめた「健康づくり計画だより」を発行し、全戸配布した。その際、用紙の色を統一するなどして、町民が一目でわかるように工夫した。ほかにも、策定会議や活動の場面を写真に撮り、雰囲気が伝わるように壁新聞を作成して保健センターに掲示した。

　これらのことにより、計画策定の経過や活動に関わっている町民の様子などを多くの町民に伝えることができたと考えられる。

　そのほかにも、新聞社や町広報等に健康づくり活動に取り組む町民の様子を取材してもらい、掲載してもらうように働きかけた。このような新聞等の取材が町民が活動を自分の言葉で伝える機会となり、より計画策定に対して主体的に取り組める動機づけになったと思われる。

4）事務局会議の開催
方向性を確認するとともに、疑問や悩みを相談し合う場にも

　策定会議の前後には、スタッフ内の事務局会議を開催した。

　会議で出された意見を洗い直し、町民の言葉とその意味を大事にしながら意見を整理し、次回の会議で報告できるようにまとめていった。また、計画策定の進捗状況や方向性を確認し合った事務局会議は、ときには疑問や悩みを相談し合う場ともなり、その度に天塩町における計画策定の意義を確認できる機会となった。

5 計画の概要と実現した取り組み

理想の姿と12の柱

　策定会議で話し合った理想の姿を表現するキャッチフレーズは、「みんながいきいき笑顔がひかる天塩町」となった。

　また、ライフステージごとに理想の姿を町民の言葉を使って描き、健康づくりの目指す姿を表現した。そこでは、理想の姿に近づくための基本的な取り組みを食・運動・休養・人との交流・支え合いといった12の柱にまとめて整理した（**図3**）。

第2部 「5つの活動」の展開例

図3 「健康てしお21」計画ダイジェスト版

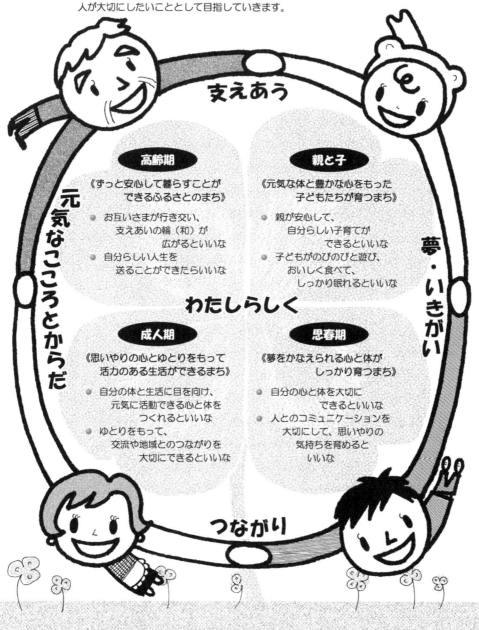

取り組みの内容とアイデア、実現した事業

　策定会議やグループインタビューなどで出てきた地域に必要な取り組みのアイデアと実践している活動を、「個人ができること」「地域ができること」「行政ができること」「行政と関係機関の協働でできること」に分けて整理した。

　これらのなかから実現した具体的取り組みとしては、「ウォーキング講座」（**写真1**）や「高校生への食育事業」（**写真2**）とともに、「スローフードの会」「子育てマップ」「託児の日」「中高生乳幼児交流事業」「赤ちゃんふれあい体験事業」などが挙げられる。

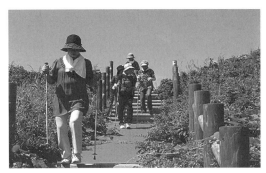

写真1　ウォーキング講座

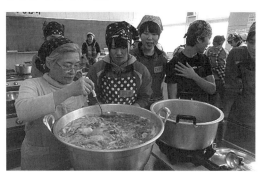

写真2　高校生への食育事業

6 計画をヘルスプロモーションの視点で分析すると

　この2年間にわたる計画策定のなかで、町民、関係機関、行政が互いに顔を合わせ、対話によって健康な町の理想と健康課題を共有し、そして解決するための方法をともに考えてきた。

　そして、一つ一つの策定プロセスにおいて、町民が主体的に計画づくりに参加できることを目指し、スタッフが黒子役となってさまざまな工夫、配慮、演出を行ってきた。同時に、町内の団体や関係機関との連携を図り、一緒に町の健康について悩み、できることからともに実践するよう心掛けた。

　この過程によって、町民や関係者の主体性が向上し、そしてスタッフ自身も町民や関係機関とともに健康づくりに取り組む意識とスキルを身につけていくことができたと思われる。

　以下に、ヘルスプロモーションの観点から、1）町民の主体性の向上（エンパワメント）、2）町民と協働した取り組みの実践、3）学校と協働した取り組みの実践、4）スタッフの意識の変化の4つについて分析してみたい。

1）町民の主体性の向上（エンパワメント）
プロセスと充実感の共有
　策定会議のなかで、アドバイザーからヘルスプロモーションや町民主体の健康づくりの意義・重要性について繰り返し講義を行ったことにより【唱道】、町民が「行政や関係機関と協働して健康づくりに取り組むことの大切さ」に気づき、「自分たちにできること」を考えてもらうきっ

かけができた【能力形成】。

　ワークショップでは、当初はなかなか意見を言えなかった町民も、「意見を否定しない」「時間を独占しない（一人で話し過ぎない）」をルールとし、ＫＪ法（カードを用いて、蓄積された情報から必要なものを取り出し、関連するものをつなぎ合わせて整理し、統合する手法）を用いて意見を整理していくなかで、徐々に健康観や町の健康の理想について自分の言葉で語り合うようになり、みんなで意見を共有することができるようになっていった【能力形成／パートナー】。この2つのルールは、現在の計画推進委員会のワークショップでも定着している。

　また、現状を踏まえて地域に必要な取り組みを考える際、当初は「質より量」といった認識で数多くの斬新なアイデアが出てきていた。町民と行政がともに考える姿勢を崩さずに進めるうちに、次第に「本当にこの町でできることは何か？」と考えるようになり、ときにはアイデアが出ず、沈黙する場面も数多く見られた。しかしこの沈黙は、無責任で安易な意見ではなく、真剣に町の健康のために必要なこと、実現できることを考える場であったから生じたと思われる【能力形成／パートナー】。

　さらに、これらの話し合いの内容を町民の言葉でまとめ、毎回の策定委員会で報告することにより、「自分たちの計画」と感じてもらうことができた【パートナー】。そして、実践した取り組みについては、町民自身に報告してもらい、アイデアが実現できた達成感と計画が進んでいる充実感を共有した【能力形成／パートナー】。

住民の主体性を高めた「黒子」の存在

　また、この策定会議においては、会議の総合司会を策定委員長・副委員長が務め、ワークショップで話し合った内容を委員に発表してもらうなど、町民に役割を持っていただいた。これにより、町民主体の策定会議に近づくことができた【能力形成】。

　策定委員の一人は、この策定会議に参加した町民の変化について、北海道公衆衛生学会で次のように発表した。

　「最初は状況がよく理解できず、ただ参加している状態でしたが、両教授の指導とスタッフの情熱ある取り組みにより、話し合いの場が少しずつ盛り上がっていきました。『否定をしない』を合言葉に自由に発言しながら、お互いに少しずつ理解を深め、当初の遠慮がちな雰囲気から、徐々にチームワークができていきました。また、策定委員会の司会やワークショップの発表等をメンバーが担当することにより、策定委員会の中身が充実していくとともに、それぞれの責任感も芽生えていったと思います」

　スタッフが黒子となって、町民の思いを受け止めて、町民が主役となれる場面をつくってきたことが、町民の内なる力を引き出し、健康なまちづくりへの主体性を高めることにつながったと考える。

2）町民と協働した取り組みの実践
交流しながら運動できるノルディックウォーキング

　「ウォーキング講座」については、ワークショップのなかで「気軽に運動できる機会があると

良い」「一人で歩くよりもみんなで歩いたほうが楽しい」との意見があり、交流しながら運動できる場の必要性を共有した【唱道】。その取り組みのアイデアとして、策定委員から「ウォーキングサークルがあると良いのではないか？」との声が上がり、高齢者も安全に参加できるノルディックウォーキングに焦点を当てた。町民、行政それぞれが「どうしたら実現できるか？」を考え、「自分にできること」を話し合った【能力形成】。

　その結果、体育指導委員経験者の策定委員が講師となり、スタッフが周知と健康チェックを行う役割を担うこととなった。町民と行政が企画から実施までともに行い【パートナー】、協働して取り組むはじめての活動である。

　町民のアイデアでスキーストックをポール代わりにしたり、参加者の体力レベルに合わせて歩くコースを3つに分けるなど、スタッフだけでは気づかない工夫と配慮がたくさん詰まった取り組みとなった。現在も、「ウォーキング講座」は継続しており、参加者の意見を取り入れながら、ボランティア講師のもと月1回開催している。

親世代と高齢者世代が作成した子育てマップ

　「子育てマップの作成」は、親と子の「少子化により親子が交流する機会が少ない」「転勤族が多く、知り合いがいない親が多い」という現状と、高齢期の「世代を超えていろいろな人と交流したい」「高齢者が役割を持ち、活躍できる場があると良い」という意見から、地域の人と交流する機会を持つことを目的に「『人材マップ』を兼ねた『子育てマップ』があると良い」とのアイデアにつながって実現したものである【唱道】。

　その後、実現できる方法について検討した結果、作成協力に保健推進員と親子・高齢者を代表する一部の策定委員が名乗り出た【能力形成】。ほかにも、育児サークルの母親等や子育て支援センター等も作成メンバーに加わり、結果的に親世代から高齢者世代の町民が集まって、マップのイメージを膨らませていくこととなった。はじめは、異世代ということもあり、育児観や子育て環境の違いが大きく、お互いに戸惑う場面も多々あったが、何度も顔を合わせて話し合うことで互いの立場を理解し合い、思いやれる仲間となっていった【パートナー】。

　そして、話し合った結果が「子育てマップ」という形になったことにより、達成感を共有することができた【パートナー】。その後、この作成メンバーが中心となった昔遊び交流会や自然体験交流会等のイベントにつながっていった【能力形成】。

3）高校と協働した取り組みの実践

「食育事業」「乳幼児交流事業」

　思春期は、それまでの予防事業では介入することのなかった分野であったが、成人期の生活習慣の問題や若い母親の子育ての問題を考えると、思春期の健康づくりには早急に取り組む必要があった【唱道】。

　思春期の健康課題を把握し、必要な取り組みを考えるため、スタッフが高校に何度も出向いて養護教諭との話し合いを重ねた。養護教諭も同様に、高校生の生活習慣の問題、性教育（生教育）や心の問題等を抱えており、スタッフと養護教諭がお互いに感じている課題を共有すること

ができた【唱道】。

　学校の取り組みや保健事業で行っている活動から、「一緒にできること」を考え、「食育事業」「乳幼児交流事業」「赤ちゃんふれあい体験事業」が実現した。実施の前後に養護教諭・担当教諭等との話し合いの場を持つことにより、学校もしくは行政のどちらか一方に任されることなく、協働で取り組める体制を心掛けている【パートナー】。また、学校の授業の一環として取り組むことにし、担任や養護教諭が変わっても継続できる仕組みとした【規制と法制定】。

　高校3年生の「食育事業」には、食の大切さを伝え、食を通じて人とつながる場づくりのために、町内の食育の団体に講師として参加してもらっている。高齢のメンバーも多いが、自身の活躍の場となっており、生きがいづくりにもつながっている【パートナー】。

　また「乳幼児交流事業」では、町内の育児サークルの協力を得て、母親に趣旨を理解いただいた上で、高校生と積極的に交流してもらっている【パートナー】。参加した母親も自身の子育てを振り返り、自分の言葉で子育ての良さ・楽しさを高校生に伝える機会となっている。

　これらのどの取り組みも、地域の親子や町民の協力が必要な取り組みであり、高校生だけでなく、関わる町民にとっても幅広い健康づくり活動の機会となっている。

4）スタッフの意識の変化

ファシリテーターとしての役割

　健康づくり計画の策定過程は、スタッフにとっても充実した意義深い期間であり、多くの気づきと変化をもたらした2年間であった。

　ワークショップでは、声の大きい人、なかなか意見を発することができない人など、さまざまな参加者がいたが、ファシリテーターとして、一人一人の声を引き出すために多様な投げ掛け方を学習した。出てきた意見が抽象的な内容の場合は、「具体的にはどういうことか？」と掘り下げて聞き、その意見の真意を理解するように心掛けた。そして、それらの意見を共有し合うことにより、幅広い価値観やニーズを互いに把握することができた。

　スタッフがファシリテーターとしての役割を持ったことは、「どんな小さな声でも聞き漏らさない」という意識をスタッフに芽生えさせるきっかけになったと思われる【能力形成】。

町民の目線で考える意識

　もう一つ、スタッフに身についた意識は、町民の目線で（立場になって）考えることである。とくに、策定会議のなかで行った課題提示では、どんな課題を選び、いかに町民にとってわかりやすい言葉で伝えられるかが鍵となった。ときにはインパクトを与えるために寸劇で伝えたり、説得力を持たせるために写真やグラフを使用したパワーポイントで伝えるなど、町民が町の健康課題を正しく捉え、真剣に考えてもらえるように工夫した。事前にスタッフ内でシミュレーションを繰り返し、完成させたものも多くあった。町民の立場に立って、わかりやすく伝えられたことが、その後の有意義な話し合いにつながっていったと考える。

「町民と一緒に考え、一緒に取り組んでいきたい」

　また、策定会議の前に行っているアイスブレイクも同様に有意義であった。参加者が話しやす

い雰囲気をつくるために体操やゲーム、フォークダンスなど、さまざまなアクティビティを企画した【能力形成】。

参加者からは「アイスブレイクを楽しみにしている」という声も聞かれ、現在でもワークショップを行う際には不可欠なものとなっている。

そのほかにも、この計画策定を通して得られたスタッフの学び、気づきはさまざまであるが、町民の声を聴こうとする意識も、町民の目線で考えようとする意識も、「町民と一緒に考え、一緒に取り組んでいきたい」というスタッフの思いがその背景にある。

この思いをスタッフそれぞれのなかに持てたことが、町の健康づくりの枠組みを見直すきっかけとなったのだと思われる。

活動を振り返って──

■鍵は、地域の人材や関係機関との普段からの関係性

健康づくり計画の策定会議で出てきたアイデアが実現できた理由としては、その取り組みの必要性や具体的な方法のイメージを繰り返し話し合うことによって、参加した住民の「実現させたい」「やってみたい」という思いを一致させるというプロセスが存在していたことが挙げられる。そうした基盤があったことによって、メンバーそれぞれが「実現するためには何が必要か？」「自分にできることは何か？」と前向きに考えることができたのではないかと考えられる。

一方、行政スタッフの役割は、「やってみたい」と考える町民の思いに耳を傾け、地域の資源や情報を提供しながら、思いのある人材や関係機関を結ぶネットワークづくりを行うことであった。その機能を果たすためには、普段から地域の人材や関係機関に関心を示し、情報を集め、いつでも関わってもらえるような関係をつくっておくことが重要であろう。

■町民、関係機関、行政間の徹底した「共有」

今後は、町民、関係機関、行政がともに評価に参加しながら、すでに実践している取り組みの効果を明らかにしていくことが求められる。

そして、町の健康づくりに町民が参加することの意義を確かめ合い、健康づくりのネットワークをさらに広げながら、町民とともに描いた「みんながいきいき笑顔がひかる天塩町」を目指すことが期待される。

共有や協働など、とかく心地の良い言葉ばかりが先走りしがちな行政の健康づくり計画であるが、天塩町の計画策定プロセスは、徹底した「共有」が基本にあり、そこから本当の協働事業が巻き起こっていった実例として、価値あるものと考えられる。

健康社会学研究会からのコメント

東洋大学ライフデザイン学部　齊藤恭平

　私自身、本稿の共同執筆者でもあるので、本来はコメントする立場にはないのだが、極力、第三者的な視点で記述することを前提として、天塩町の活動について、コメントをさせていただく。

　健康増進法の施行により、市区町村は健康増進計画を策定することが努力義務となっている。このことにより、多くの市区町村は健康増進計画を策定しているが、ほとんどの市区町村は半年から1年くらいの短い期間で計画を策定している。短い市町村では、数か月といったところもある。このような短い期間では、住民との協議や健康情報の十分な共有がされないまま、計画が策定されてしまう場合が多い。ましてや計画策定を専門とするコンサルタント業者が関わった場合には、住民参加・参画そっちのけで、行政と業者で秘密裏に計画がつくられてしまうことも否定できない。

　そうしたなか天塩町では、2年という長い期間をかけ、計画の意義や理想とする姿をはじめ、地域の健康情報などの十分な共有を行った。そのことの意義は非常に大きいと思われ、その結果として、住民や関係団体による主体的な健康づくり活動や、行政との協働事業などが実現した。本稿からは、それらに関わる住民の動きや行政の働きかけなどの内容を汲みとることができるであろう。

　「住民参加」や「協働」は、健康増進計画の策定において、とかく決まり文句のように使用されているキーワードだが、現実はその実態や内容に乏しいものが多い。天塩町の事例は、とくに人口規模が5,000人前後の町村での健康増進計画策定における現実的モデルになると考えられる。

第2部 「5つの活動」の展開例

第2章 健康を支援する環境づくり

1 子どもの健康を支援する環境づくり
～「遊び」と「身体活動」を通して～

NPO法人心身障害者生活支援センターダンデライオン　林 二士

1 「遊びの減少」や「身体活動の低下」

　子どもにとって「遊び」は生活の一部であり、成長や発達に欠かせないものであることは広く知られている。子どもの「健康」を考える上でも、「遊び」の発達的意義は大きく、とくに「からだを動かして遊ぶ」ことには、重要な意味がある。しかし、ここ数十年の社会環境の変化により、「遊びの減少」や「身体活動の低下」を指摘する声が多数報告され、子どもの健康や安全を脅かす状況が続いている。

　本事例では、筆者が実践している地域活動や「子どもの健康と遊びの関連」の調査結果をもとに、子どもの健康をつくる一つの手段として「遊び」と「身体活動」に焦点を当てながら、ヘルスプロモーションの視点で子どもの健康を支援する環境づくりをすることの重要性について報告したい。

　なお、本稿における「子ども」とは、幼児期から学童期（3～12歳）の子どもを指す。

2 子どもの健康をつくり出す「遊び」と「身体活動」

地域・学校・家庭の課題が複雑に交錯

　子どもを取り巻く社会環境の変化は、子どもの生活にさまざまな影響を与えている。

地域においては、都市化による自然環境の累減や遊び場の減少をはじめ、地域の教育力の低下によるコミュニティ形成の困難な状況が指摘されている[1]。また学校では、生活習慣の乱れ、体力・運動能力の低下、不登校、いじめ、心の問題、アレルギー疾患など、現代の社会構造を背景として、新たな健康課題が顕在化している[2]。一方、家庭においては、核家族化、育児の孤立、過保護・過干渉や過度の放任、児童虐待、家族のコミュニケーションの減少などに伴う家庭の保育力や教育力の低下といった問題が指摘されている[3]。

　現在は、このように地域・学校・家庭それぞれの課題が複雑に交錯し、問題がますます深刻化している。子どもの「健康」にさまざまな形で影響を及ぼすこれらの状況の解決の方法として、子ども自身が力をつけるとともに、社会の責任において子どもの健康を支援する環境づくりや健康的な公共政策の確立を促進した上、家庭・学校・地域社会が互いに連携し、社会全体で子どもの健康づくりを展開する必要があるということが、ヘルスプロモーションの考え方を踏まえて言われるようになってきた[4]。

　ヘルスプロモーションの枠組みから、子どもの健康を支援する環境づくりについて論じる前に、「子どもの健康をつくり出すものは何か？」という視点から、子どもの考える健康や遊びの現状、子どもの健康と遊びの関連、また遊びの減少による影響が大きいとされる身体活動の現状と課題について考察したい。

子どもの健康

1）健康の基本的視点

　近年、健康の考え方（健康観）は、個人の身体的なものだけでなく、取り巻く環境との関わり合いのなかで考えられるようになってきている。

　WHO（世界保健機関）は1986年、「健康のルネッサンス」として「ヘルスプロモーションに関するオタワ憲章」を採択し、2005年には「ヘルスプロモーションに関するバンコク憲章」を再採択した。WHOは、ヘルスプロモーションを「人々が自らの健康とその決定要因をコントロールし、改善することができるようにするプロセスである」[5]と定義したが、この憲章では、健康は身体的な能力であると同時に、社会的・個人的資源であり、生活の質（Quality Of Life）の重要な要素であるとされ、人々が健康なライフスタイルに関わるとともに、環境に対処することの重要性について強調している[6]。これにより、現在の健康戦略では、単なる個人への予防教育を越えて、社会科学的アプローチを全面的に押し出した「総合的な健康政策」が展開されている。

　一方、一般の健康の捉え方（健康概念）においては、ポジティブ・ヘルス（積極的健康）への関心が高まっている。健康概念は、医学的基準にもとづいた「病気でない状態」という消極的な健康の状態ではなく、その状態を越えて、生活の質や生活環境に目を向け、主観的な健康観にもとづき、「健康をつくり出す」という積極的な姿勢へと変わりつつある[7]。これに関し島内[7]は、人の健康観の調査結果から、「人々は自らの健康を日常生活のなかで考察している」「健康をつくり出す要素は、人生における生活体験によって理解することができる」と述べ、「健康とは、生命を維持し存続させるとともに、生活や人生の質を高めていくという自己実現のための主体的

な能力・状態である」と定義した。この点は、社会学者のParsons,T[8]もすでに指摘しており、健康を「個人が社会化されるにつれて担う役割と課業を効果的に遂行し得る能力の最適状態である」と定義している。

ここからは、健康を人生・生活の質（QOL）に関わる部分で考えることを意識し、「ヘルスプロモーションに関するオタワ憲章」、島内やParsons,Tの健康の定義に依拠し、子どもの健康について考察していきたい。

2）子どもの健康とは？

子どもの健康をつくり出すものは、何であろうか？

近年、子どもを取り巻く環境の影響により、「不登校」「いじめ」「ストレス」「暴力」「アレルギー」など、医学的基準にもとづいた客観的指標だけでは測ることのできないさまざまな健康問題が起きている。このような状況から平山[9]は、子どもの疾病構造の変化から、子どもの健康は病気がないということだけではなく、体力や気力までも含めて考えるべきで、そのためには、病気の予防のみならず、家庭環境・地域環境のあり方が重視されなければならないと指摘している。また衛藤[10]は、子どもが育つ環境や生活状況を考えると、満足度とか、ストレスという点に問題がありそうであると述べており、客観的指標で測れない主観的健康度を見ることの大切さを指摘している。

これらのことから、子どもの健康を考える際には、生活の質や環境に目を向け、子どもの声を聞くことや日常生活に焦点をあてることによって、健康をつくり出す要素を見つけることが必要と認識されるようになってきている。

そこで、前述した健康の基本的視点から子どもの健康をつくり出す要素を考察すると、Parsons.T[8]の健康の定義に見られる「社会化されるにつれて担う役割と課業」とは、子どもの生活環境に置き換えると「生活習慣の獲得」や「遊び」であると言うことができる。また島内[7]は、「健康をつくり出す要素は人生における生活体験にある」とし、子どもにおいては「遊び」であると指摘している。

これらのことから、子どもの生活の質や生活環境、また子どもの健康を社会学的な視点で理解すると、子どもの健康をつくり出す一要素は「遊び」であると捉えられる。

子どもの遊び

1）遊びの定義と発達的意義

遊びの定義は、研究分野においてさまざまな意見や理論があり、実際には万民の間で同意されているものは存在しない、と言われている。しかしながら、子どもの遊びの定義を概観すると、共通する点が多い。自由で自発的な主体的活動であるところに本質があり、それ自体が目的で、楽しさや喜びを伴い、総合的な発育発達を促すものが遊びであると言えよう。

高橋[11]は、自身およびほかの人々によって提唱されている遊びの特徴から、①遊びは自由で自発的な活動である、②遊びは面白さ、楽しさ、喜びを追求する活動である、③遊びはそれ自体

が目的である、④遊びはその活動への遊び手の積極的な活動である、⑤遊びは他の日常性から分離され隔絶された活動である、⑥遊びは他の非遊び的活動に対して一定の系統的な関係を持つ、と示した。この定義から注目すべき点は、⑥「遊びは他の非遊び的活動に対して一定の系統的な関係を持つ」である。高橋は、遊びは成長や発達の目的のための手段ではないということに留意しつつ、「遊びは、言葉の取得、社会的役割の認知、空想性や創造性などの、他の行動系の発達と相互的・有機的な関連を有している」「遊ぶことによって、さまざまな側面の発達が助けられる」として、子どもの遊びには発達的意義があると指摘している。

また、子どもの遊びの発達的意義を概観すると、藤本[12]は人間が生きていく上で基礎になる能力であるとして、①社会的能力の発達、②知的能力（創造力）の発達、③巧緻性・運動能力・体力の発達に分類しており、また河井[13]は遊びは精神的にも肉体的にも、より本質的な活動であるとして、①身体的発達や運動能力の向上、②知的発達の向上、③社会性の向上に分類している。さらに深谷[14]は、「遊戯療法」の領域において評価されている「遊びの効用」をもとに、①身体的・運動的発達、②社会性の発達、③情緒安定化、④自発性・自主性の獲得、⑤知的能力の開発の5つに遊びの持つ機能を分けている。

このようなことから遊びは、身体的・運動能力の発達、社会性の発達、知的能力の発達をはじめ、総合的な発育発達や人間形成を促す、と考えられる。

一方、子どもの遊びと健康との関連を見ると、藤本[12]は「遊びは子どもにとって成長の糧であり、生活そのものであると言ってよい」としており、河井[13]は「遊びは子どもの生活の中で質的にも量的にも主要な部分を占めており、主体的な活動である」と述べている。これらの見識を前述した「子どもの健康」と照らし合わせると、「健康をつくり出す要素は人生における生活体験にある」「QOLを高めていくという自己実現のための主体的な能力・状態」に該当する。また高橋[11]は、子どもにとって遊びは、発達の原動力となるとし、「正常で健康な発達を遂げるためには、子どもは積極的に遊ばなければならない」と指摘している。これらから、子どもの遊びは子どもの健康に欠かせない要素と言える。

そこで本稿においては、これらの一般的な遊びの定義や遊びの発達的意義、子どもの健康と遊びとの関連から、「子どもの遊び」について、①遊びは自由で自発的な主体的活動である、②遊びは楽しさや喜びを伴う活動である、③遊びはそれ自体が目的となる活動である、④遊びは総合的な発育発達、人間形成を促す活動である、⑤遊びは健康をつくり出す活動である（**表1**）と整理したい。

表1　子どもの遊び

①遊びは、自由で自発的な主体的活動である
②遊びは、楽しさや喜びを伴う活動である
③遊びは、それ自体が目的となる活動である
④遊びは、総合的な発育発達、人間形成を促す活動である
⑤遊びは、健康をつくり出す活動である
※遊びの定義[11]、遊びの発達的意義[12,13,14]、子どもの健康と遊びとの関連[7,11,12,13]

2）子どもの遊びの状況と身体活動との関連

　子どもの遊びの環境に関し、1970年代に子どもが「遊ばなくなった」「遊べなくなった」と言われるようになってから久しい。その原因は、子どもの遊びに欠かせない「3つの間」と言われる「空間」「時間」「仲間」が失われたことと、それに伴う「遊びの内容」の変化であると指摘されている[12), 15), 16)]。

　都市化によって自然や空き地などの遊び場が減少し、1980年代にはテレビゲームが広まって遊びの内容が変化したことで、外遊びから室内遊びに変わった。また、少子化で子どもの数や兄弟姉妹が減ったことによって異年齢による集団での群れ遊びが減少し、さらに塾や習い事により自由に遊ぶ時間が減少したことから、一人から少人数での遊びが中心となった。最近では、公園での遊びの規制や遊具の撤去、子どもを狙った犯罪など、子どもを取り巻く遊びの環境がますます厳しくなり、子どもが思い切り体を動かして遊ぶ機会が減少の一途を辿っている。

　子どもの健康と遊びに関して、1985年頃から子どもの体力・運動能力の低下が報告されはじめ、現在では、当時の子どもと比較して体格が大きくなっているにもかかわらず、体力・運動能力が低い傾向が依然続いている。加えて、1990年代から子どもの体の問題が目立ちはじめ、「アレルギー疾患」「子どもの肥満による疾患」「ストレスの増大」「ケガや骨折の増加」が指摘されている[17)]。また、遊びの減少が子どもの社会性の発達に及ぼす影響も大きく、異年齢による集団での交流が減少し、幅広い人間関係のなかで社会性、コミュニケーション能力、安定した情緒性などを獲得することも困難になってきている[18)]。

　中村[19)]は、身体活動を伴う遊びの衰退が子どもに与える影響として、心の面においては「ストレスの増加」「意欲の欠如」「判断力の低下」「工夫ができないこと」「情緒の欠如」「社会性の欠如」などが考えられ、体の面においては「体力・運動能力の低下」「動作の未発達」「運動量の減少」「ケガの増加」「生活習慣病の増加」「アレルギーや体温異常の出現」などが生じることが多くの研究で明らかにされていると報告し、子どもにおける遊びの重要性を指摘している。

　このように、子どもの遊びと身体活動の関連から健康への影響が報告され、遊びのなかでも「身体を動かして遊ぶ」、いわゆる「身体活動」を伴った遊びがとくに重要だと指摘されている。近年、国の施策や活動において、幼児や児童の遊びや身体活動の推進を中心に子どもを取り巻く環境づくりの取り組みが展開されていることからも、その重要性がうかがえる[20), 21), 22), 23), 24)]。

3 遊びや身体活動を通した子どもの健康づくり

筆者が実施した「子どもの健康と遊びに関する調査」結果からの考察

　厚生労働省による平成16年・21年の全国家庭児童調査[25)]のなかで児童が「大切なことと思うこと」を見てみると、「健康であること」が最も多くなっており、子どもにとって健康は重要な関心事であることがうかがえる。

　では、ここで言っている子どもの考える健康とは何であろうか。「子どもの健康観」や「子ど

もの健康づくり」についての研究は乏しく、根本的なことであるにもかかわらず、良くわかっていない。一方で、「遊び」の状況調査などは数多く行われ、子どもたちの遊びの実態は明らかになってきているものの、「遊びの意識」や「遊びと健康との関連」について考察したものは、ほぼないと言ってよい。

そこで筆者は、「子どもたちは健康をどう考えているのか？」、また「子どもは健康づくりに何をしているのか？」「遊びをどうとらえているのか？」を子どもたち自身の声から聞くことが大切ではないか、と考えた。

ここからは、筆者が実施した「子どもの健康と遊びに関する調査」の結果を踏まえ、遊びや身体活動を通した地域活動をヘルスプロモーションの「5つの活動」および5つのプロセスに照らし合わせ、遊びや身体活動を通した健康づくりの実践のあり方について考察したい。

子どもの健康と遊びとの関連

1）子どもの遊びのイメージは、「楽しい」「面白い」「体を動かす」

子どもの健康をつくり出すものは何かという視点から、子どもの健康の意識（健康観、健康状

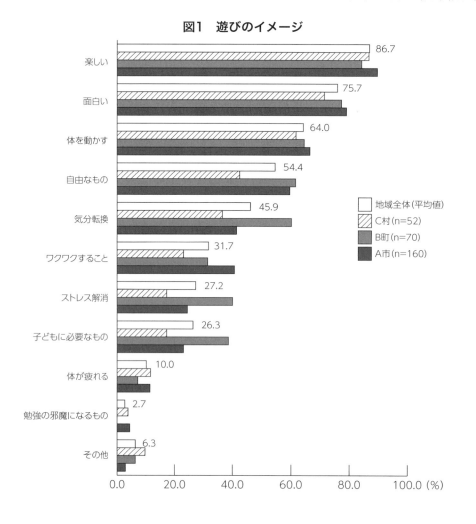

図1　遊びのイメージ

態、健康づくり）と、日常生活のなかで行われている「遊び」を把握し、子どもの「健康」と「遊び」の関連を検討し明らかにすることを目的に調査を行った（平成8年10月）。調査対象は、千葉県内の生活環境の異なる3つの地域（A市・B町・C村）の小学校6年生の児童（314人）、その児童の両親（628人）である。A市は都市化されて時間の経つ住宅地（2校）、B町は都市化されつつある都市郊外の新興住宅地（1校）、C村は都市化されていない農村地（2校）である。以下、調査の一部を抜粋し、掲載する。

まず、子どもは「遊び」をどのようにとらえているのかを聞いた。すると、子どもの遊びのイメージとして、「楽しい」「面白い」「体を動かす」「自由なもの」が多く選択され、前述した遊びの定義の「自由な活動」「楽しさや喜びを伴う活動」を裏づけるような結果となった（**図1**）。一方で、「気分転換」「ストレス解消」「子どもに必要なもの」を選択している地域もあり、「遊び自体が目的」という遊び本来の形ではなくなってきている傾向もうかがえた。

また、子どもは健康をどう考えているのかを聞いたところ、子どもの健康観として「けがや病気のない子」「体調のいい子」「よく遊ぶ子」が多く選択され、続いて「欠席が少ない子」「明るい子」「体力ある子」「規則正しい生活のできる子」が選択された（**図2**）。この結果から、子ど

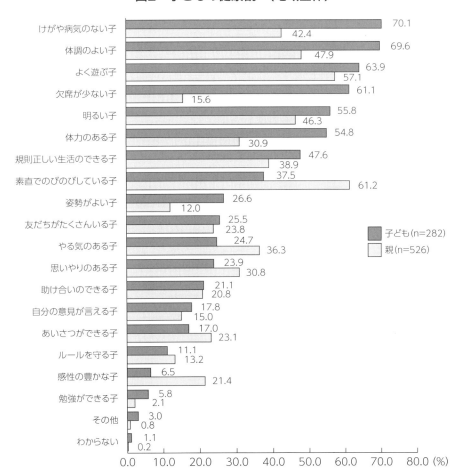

図2　子どもの健康観　（地域全体）

もは健康を体の状態、遊び、学校生活、心の持ち方、性格、生活態度など日常生活の身近な出来事から幅広く表現しており、自分自身の生活のなかで体験したことや役割を通して「健康」を考察している、と考えられた。

親と子どもの考える健康観には、相違が見られるものの、「よく遊ぶ子」が共通の認識であることがうかがえた。

2) 子どもにとっての「健康」は、「仲間との身体活動を通した遊び」

一方、子どもは、健康づくりとして何をしているのかを聞いたところ、子どもの健康づくりでは、基本的生活習慣をはじめ、心の持ち方、そして友人や家族などの人間関係まで幅広く意識していることがうかがえた（**図3**）。そのなかでも、「友人と楽しいときを過ごす」「運動やスポーツをしている」が多く選択されており、子どもの健康づくりでは「友だち」と「運動やスポーツ」をして「楽しく過ごす」こと、すなわち遊びや身体活動が重要であることが示唆された。

また、子どもにとって健康と遊びにはどのような関係があるのかを把握するため、「主観的健康状態」と「遊び状況」の関連を見たところ、すべての地域で「よく遊んでいる子どもほど健康である」傾向が見られた（**表2**）。これは、前述の「子どもの健康」の節で考察したように、子どもの健康をつくり出す要素が「遊び」のなかにあることを裏づける結果と言えるだろう。

では、「健康である子」と「よく遊んでいる子」は、どういう特徴があるのだろうか。「健康である子（主観的健康観）」、また「よく遊んでいる子（遊びの状況）」と関連のある項目を抽出したところ、「健康である子」の特徴は「学校が楽しい」「遊び仲間が多い」「規則正しい生活を心掛けている」などの傾向が見られた（**表3**）。つまり、前述した「子どもの健康観」とつながっており、「健康な子ども」が「日常生活で何を大切にしているか」を示すものとなっている。また、「よく遊んでいる子」の特徴は、遊びを「体を動かす」「楽しい」「面白い」ものと捉えてお

図3　子どもの健康づくり　（地域全体）

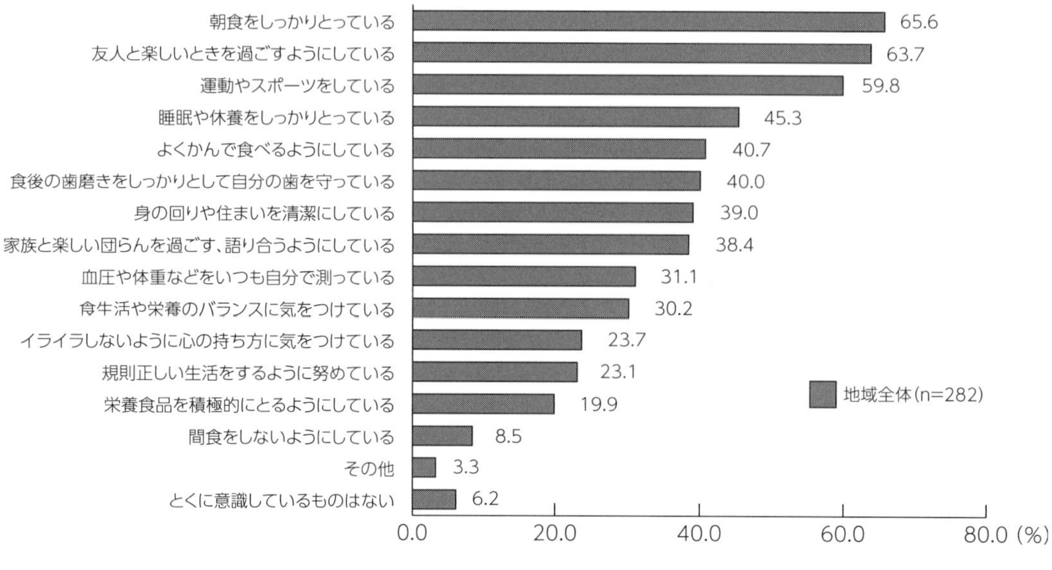

項目	割合(%)
朝食をしっかりとっている	65.6
友人と楽しいときを過ごすようにしている	63.7
運動やスポーツをしている	59.8
睡眠や休養をしっかりとっている	45.3
よくかんで食べるようにしている	40.7
食後の歯磨きをしっかりとして自分の歯を守っている	40.0
身の回りや住まいを清潔にしている	39.0
家族と楽しい団らんを過ごす、語り合うようにしている	38.4
血圧や体重などをいつも自分で測っている	31.1
食生活や栄養のバランスに気をつけている	30.2
イライラしないように心の持ち方に気をつけている	23.7
規則正しい生活をするように努めている	23.1
栄養食品を積極的にとるようにしている	19.9
間食をしないようにしている	8.5
その他	3.3
とくに意識しているものはない	6.2

地域全体(n=282)

り、「遊びの時間」「遊び場」「遊び仲間」のいずれも多いと考えている傾向が見られた。これは、子どもの遊びの定義にもあるように「遊び」の本質を示しており、前述の遊びをつくり出す「3つの間」の重要性が明らかになったと言える。

さらに、「健康である子」や「よく遊んでいる子」に共通して見られたのは、「健康づくり」に「友だちと楽しいときを過ごすようにしている」「運動やスポーツをしている」という傾向であった。「よく遊んでいる子ども」の特徴を振り返ると、「遊び仲間」が多く、遊びを「楽しい」「体を動かす」と思っている傾向が見られた。つまり、「健康づくり」として行っている「友だちと楽しいときを過ごすようにしている」=「遊び仲間（友だち）がいる」「楽しい」、そして「運動やスポーツをしている」=「（遊びは）体を動かす」と一致しており、換言すると「子どもの健

表2 主観的健康状態と遊びの状況の関連（地域全体）

		遊びの状況			
		よく遊んでいる	どちらでもない	あまり遊んでいない	合計
主観的健康状態	健康である	120(76.4)	25(15.2)	12(7.6)	157(100.0)
	どちらでもない	50(48.1)	41(39.4)	13(12.5)	104(100.0)
	健康でない	8(50.0)	2(12.5)	6(37.5)	16(100.0)
	合計	178(64.3)	68(24.5)	31(11.2)	277(100.0)

カイ2乗値(自由度)　　35.263　　　　　　　　　　p< 0.001

表3「よく遊んでいる子」と「健康である子」の特徴（地域全体）

	よく遊んでいる子	健康である子
生活背景		
学校の楽しさ	p<0.1	****
遊びのイメージ		
体を動かす	***	n.s.
楽しい	****	***
面白い	**	n.s.
勉強の邪魔になるもの	***	n.s.
遊びの3つの間		
遊ぶ時間の多少	****	p<0.1
遊び場の多少	****	n.s.
遊び仲間の多少	****	****
健康観		
やる気のある子	**	n.s.
友だちがたくさんいる子	**	n.s.
ケガや病気のない子	n.s.	****
思いやりのある子	*	n.s.
健康づくり		
規則正しい生活をする	n.s.	***
友人と楽しく過ごす	**	p<0.1
運動やスポーツをする	****	*

＊：p<0.05　＊＊：p<0.01　＊＊＊：p<0.005　＊＊＊＊：p<0.001

「遊びの状況（よく遊んでいる－どちらでもない－遊んでいない）」と各項目（表側の項目を含む）、および「主観的健康観（健康である－どちらでもない－健康でない）」と各項目（表側の項目を含む）とをクロス集計し、カイ2乗検定を行った。本表では、どちらかに有意差のあった項目のみ示している。

康づくり」は「仲間」との「身体活動」を通した「遊び」である、と言える。

これらのことから、子どもの「健康」と「遊び」には重要な関連があることが示唆され、子どもの健康をつくり出す要素は、「友人や仲間」と「運動やスポーツ」を通して「体を動かし」「楽しむ」こと、すなわち仲間との身体活動を通した遊びであると考えられた。

4 子どもの健康を支援する環境づくりの地域活動の事例

前述の調査結果から、「健康である子はよく遊んでいる」ことや、子どもの健康をつくり出す要素は「友だち」と「身体活動」を通した「遊び」であるといったことが明らかになった。

そこで、筆者が実践している遊びや身体活動を通して「子どもの健康づくり」を行っている地域活動の事例「遊・友あそび塾」と「遊・友スポーツクラブ」について、ヘルスプロモーションの「5つの活動」および5つのプロセスに照らし合わせて紹介したい。

地域の親子体操サークルとして発足した「遊・友あそび塾」

「遊・友あそび塾」は、対象が3〜6歳の幼児とその親【パートナー】の15組程度で、毎月2〜3回、土曜日の午後から1時間半、地域の公民館【規制と法制定】を借りて行っている親子体操サークルである。幼児の発達段階に合わせ、全身を使って遊ぶ動き、道具を使って遊ぶ動きなど、遊びを通したいろいろな動きづくりを幅広く行っている【能力形成】。ほかにも、季節ごとに磯遊び、虫取り、焼き芋、たこ揚げなどの外遊びも行っており、ミニレクチャーとして活動終了時に5分程度、子どもの遊びや運動の意義、子どもとの関わり方、子どもの健康に関わる情報、子育ての情報、親への健康情報などの提供もしている【唱道／能力形成】。

この塾は、子どもの遊びや身体活動はもとより、子どもや親の仲間づくり、子育て支援、健康に関する情報提供など、幼児を取り巻く環境づくりも心掛けている。塾の発足の経緯は、公民館主催の子育て事業「3・4歳親子体操教室（全10回）」【投資】の終了後に、参加した親が「教室終了後も継続して体を動かす機会がほしい」と要望したことから、そのときの講師【パートナー】が中心となり、地域の親子体操サークルとして発足したものである。約20年間継続している。

児童の健全な育成を目指す卒塾後の受け皿「遊・友スポーツクラブ」

「遊・友スポーツクラブ」は、前述の「遊・友あそび塾」を卒会した子どもの親【パートナー】から、小学生になっても継続して身体を動かす機会がほしい、と要望されたことからはじまった。対象は、小学1〜6年生までの15人程度で毎月2回、土曜日午後から1時間半、地域の体育館【規制と法制定】を借りて行っている。

内容的には、学校体育で行う運動をはじめ、バスケットボール、サッカー、野球等の各種スポーツ、コーディネーショントレーニング、ニュースポーツなどを通し、発育発達に合わせた動きづくりを行っており、ほかに年に1回、地域周辺の宿泊施設で遊びの合宿を実施している。

このクラブでは、さまざまな運動やスポーツに触れること、運動量の確保、縦割り集団の仲間

づくり、苦手な運動へのアドバイス、礼儀を身につけるなど、児童の健全な育成の促進を目的に活動している【能力形成】。また「遊・友スポーツクラブ」を卒会後、中学生、高校生になっても、ジュニアリーダーとしてクラブの運営に参加することもでき、卒会生の活動の場【投資】ともなっている。現在、設立14年目である。

課題は、多様な運動機会を継続的に提供する支援環境のさらなる充実

　この活動では、同じ地域において幼児から児童までを定期的かつ継続的に支援できる環境を展開することにより、子どもの健康づくりとして、その発達や成長を地域で支える【能力形成】ことができる、というメリットの創出を目指している。

　親子サークルでは、「子どもの遊びや身体活動の意義や重要性」を親に伝え【唱道】、親は実体験として、子どもの成長や発達を見ることもできる。さらに、その後の小学生のクラブにおいて、子どもたちは多様な運動やスポーツを経験することにより、運動に親しみ、楽しみながら、身体を動かすことが習慣化されるようになっている【個人技術の開発／能力形成】。

　一方、この地域活動の問題点として、体育館や公民館の利用団体が増加し、会場の確保がむずかしく、定期的に活動しづらくなってきている、という点が挙げられる。会場の貸し出しは公平性を保つために抽選で行われているのだが、地域の子育て支援や子どもの健康づくり活動を継続的に行う団体に対しては、一定の配慮【投資】があってもよいのではないか、と思われる。

　また、各自治体、施設、公民館単位で子どもの健康づくり支援事業が数多く展開されているのだが、その事業の多くは単発で、地域活動との連携がなく、しかも継続的ではないため、その効果が半減してしまうと考えられる。そこで、今後は各自治体、施設、公民館単位の主催事業だけではなく、その地域で継続的に活動しているサークルや団体の支援や連携を促す仕掛け【ヘルスサービスの方向転換】も考慮されてよいのではないだろうか。

活動を振り返って──

■子どもの健康を支援する環境づくりにおける今後の課題

　「遊び」や「身体活動」を通した「子どもの健康を支援する環境づくり」をヘルスプロモーションの枠組みにおいて実践する上で、課題となる点について、実践活動を踏まえて、以下にまとめた。

①子どもにおける「遊び」や「身体活動」の意義の理解【唱道】

　国の指針やさまざまな調査研究によって、子どもの「遊び」や「身体活動」の意義や重要性は明らかになっているが、それをいかに地域や学校、そして家庭（保護者）に啓発し、普及させ、取り組んでもらうか、ということが課題である。ただし、「遊びが減少した」と言われた世代に

育った子どもが親になっている時代であることから、子どもに関わる大人の意識を高めることも重要であろう。

②子どもが身体を動かしたくなる環境づくり【投資】
　子どもが身体を動かしたくなるような環境には、「時間」「空間」「仲間」の3つの要素が欠かせない。地域・学校・家庭でこの3要素をどう創出し、確保するのか、また現代の環境にあった形で具体的にその環境づくりをどのように行うのか、が今後の課題となろう。

③「遊びづくり」は「健康づくり」【能力の付与・能力形成】
　本稿で取り上げた調査からも、子どもの「健康」と「遊び」には、重要な関連があることが示唆された。子どもの健康づくりでは、「友だち」との「身体活動」を通した「遊び」をいかに日常生活のなかに確保していくかが重要であるが、その環境づくりは子どもだけではできない。子どもの健康づくりに関わる大人の取り組む姿勢や意識、組織づくりなどを含めた能力の形成も、一つの課題となろう。

④遊び環境の整備【規制と法制定】
　現在の社会情勢を踏まえて、子どもの遊びや身体活動を促進するためには、まず事故や犯罪の対策といった安全への配慮を第一に考えるべきだろう。子どもの安全を考えたまちづくりや地域社会で子どもを見守るシステムの整備など、制度の面から遊びや身体活動を推進する環境づくりを支援することも課題となる。

⑤子どもを取り巻く環境の整備【パートナー】
　子どもの健康の問題が取り巻く社会環境に大きく影響を受けるのであれば、反対にその環境の変化に適切に対処することによって、その改善が期待できるとも言える。「遊び」や「身体活動」を確保し、活発にするためには、保育園・幼稚園や学校、地域、家庭、住民、行政、民間、専門家等が連携して取り組まなければ、効果は上がらない。

■ヘルスプロモーションの枠組みを念頭に置いた取り組みが重要

　「遊び」や「身体活動」を通した「子どもの健康を支援する環境づくり」をヘルスプロモーションの枠組みにおいて考察してきた。
　「遊び」や「身体活動」の推進は、子ども自身の健康づくりの手段だけではなく、同時に子育て支援や家庭教育力の向上、学校教育、地域の活性化、そして国・自治体の政策に至るまで幅広い視点とレベルで展開されるべきものであると言える。
　「遊び」や「身体活動」の意義を今一度、認識し、未来をつくる子どもたちの成長や発達につなげていく支援環境づくりに着手することが重要ではないだろうか。

健康社会学研究会からのコメント

文化学園大学現代文化学部　**杉田秀二郎**

　本稿の著者は、まず子どもの健康における遊びと身体活動の重要性を指摘した。次に、著者自らが行った調査の結果から、子どもの健康と遊びが関連しており、子どもの健康をつくり出すのは、仲間との身体活動を通した遊びであると指摘した。さらに、幼児を対象とした「遊び塾」（親子体操サークル）、小学生を対象とした「スポーツ教室」を主宰し、遊びや身体活動を通した子どもの健康づくりの実践について報告した。また本稿後半では、この実践をヘルスプロモーションの「5つの活動」方法や5つのプロセスにしたがって整理した。その内容は、後段で十分に言い尽くされているが、次に少しだけ簡単に補足したい。

【唱道】　国や自治体の政策も重要であるが、著者のような地域にいる身近で信頼できる人（重要な他者）が行うことが直接的な効果があり、より重要と思われる。

【投資】　環境づくりのためには「時間」「空間」「仲間」が必要だと述べたが、大人の健康づくりにおいても基本的には同じことが言える。ただし、子どものためには、大人がそのような場を意図して提供するよう、努めなければならないだろう。

【能力形成】　子どもたちに健康に生きていける能力を身につけさせるのは、まさしく大人の役割である。ちなみに、「遊び塾」では卒会後に中学生・高校生になってもジュニアリーダーとして運営に参加できる仕組みとなっており、そのような試みは、卒会生にとって塾に関わる【投資】であるとともに、彼ら自身の【能力形成】にもつながっているのではないかと考えられる。また、指導を受けた側が卒会後に指導をする側になれば、地域での結びつきをより強めることにつながっていくと考えられ、有意義であろう。

【規制と法制定】　【規制と法制定】における問題は、活動の場が公共施設であるため、会場の確保が困難で、定期的な活動がしづらいという点である。直接的な解決策ではないが、Precede-proceedモデルに示されているように、地域の各団体・各活動への評価が必要ではないかと考えられる。その評価によって、【規制と法制定】の変化につながっていくことが望ましい。

【パートナー】　さまざまな【パートナー】が必要であるが、「遊び塾」卒会生である中学生・高校生のジュニアリーダーも【パートナー】として位置づけられ、重要な資源であると言えるだろう。

　「遊び塾」や「スポーツ教室」が20年間継続しているのは、「地域との関わり」が大きいと考えられる。活動をはじめるきっかけになるのは【唱道】であり、活動を続けるにしたがって【能力形成】がなされていく。その過程においては、【パートナー】の力が重要であり、さらにその後の活動継続のためには公的な【投資】や【規制と法制定】が重要になる —— ということが本稿で紹介した事例でよくわかるだろう。

[参考文献]
1) 内閣府．平成19年度版 国民生活白書 つながりが築く豊かな国民生活．2007：96-104．
2) 文部科学省．教職員のための子どもの健康相談及び保健指導の手引．2011：まえがき．
3) 文部科学省．文部科学白書 教育改革と地域・家庭の教育力の向上．2005：32-38．
4) 日本学術会議 健康・生活科学委員会 子どもの健康分科会．報告 日本の子どものヘルスプロモーション．2010：1-3．
5) 島内憲夫，鈴木美奈子．21世紀の健康戦略6 ヘルスプロモーション －WHO：バンコク憲章－．2012：17．
6) 島内憲夫．21世紀の健康戦略2 ヘルスプロモーションーン －WHO：オタワ憲章－．1990：8．

7) 島内憲夫，助友裕子．21世紀の健康戦略（別巻Ⅰ）改訂増補 ヘルスプロモーションのすすめ．2000：31-39，53-56．
8) T.パーソンズ．武田良三監訳．新版 社会構造とパーソナリティ．東京：新泉社，2001：361．
9) 平山宗宏．少子高齢化社会と子どもの健康．子ども家庭福祉情報．1995；10：14-17．
10) 衛藤 隆．子どもの健康．教育と情報．1996；456：2-5．
11) 高橋たまき．乳幼児の遊び－その発達プロセス－．東京：新曜社，1984：まえがき，1-6．
12) 藤本浩之輔．子どもの遊び空間．東京：NHKブックス，1974：3-5，11-18．
13) 河井英子．遊びをみれば子どもがわかる－こころの発達と健康度をみる－．児童心理．1986；40：25-30．
14) 深谷昌志，深谷和子．遊びと勉強－子どもはどう変わったか－．東京：中央公論社，1976：75-87．
15) 村瀬 浩二，落合 優．子どもの遊びを取り巻く環境とその促進要因:世代間を比較して．体育学研究．2007；52：187-200．
16) 中村和彦．子どもの遊びの変貌．体育の科学．1999；49：25-27．
17) 植田 誠治.学校保健統計からみた子どもの体力・健康状態．体育の科学．2002；52：877-882．
18) 日本学術会議 子どもを元気にする環境づくり戦略・政策検討委員会．対外報告 我が国の子どもを元気にする環境づくりのための国家的戦略の確立に向けて．2007：3-8．
19) 中村和彦，深田紀久美．山梨県における子どもの遊びの変遷に関する研究．山梨大学教育学部研究報告．1994；44：151-157．
20) 日本学術会議 健康・生活科学委員会 健康・スポーツ科学分科会．提言 子どもを元気にする運動・スポーツの適正実施のための基本指針．2011．
21) 文部科学省．幼児期運動指針策定委員会．幼児期運動指針．2012．
22) 文部科学省．スポーツ・青少年局．子どもの体力向上のための取組ハンドブック．2012．
23) 日本体育協会．みんなで遊んで元気アップ！アクティブ・チャイルド・プログラム．2010．
24) 日本レクリエーション協会．おやこ元気アップ！事業．http://www.recreation.or.jp/kodomo/genkiup/index.html（2014年4月1日にアクセス）
25) 厚生労働省．全国家庭児童調査．
http://www.mhlw.go.jp/toukei/list/72-16.html（2014年4月1日にアクセス）

第2部 「5つの活動」の展開例

第2章 健康を支援する環境づくり

2 障害児者のスポーツ活動を取り巻く環境づくり
～NPO法人を主体とした宿泊型キャンプの企画運営に関する活動事例～

東洋大学ライフデザイン学部　金子元彦

1 諸資源の連携で実現された障害児者向け宿泊型キャンプ

　本事例は、あるNPO法人（以下、「Aクラブ」）による障害児者とその保護者を対象とした宿泊型キャンプの取り組みである。Aクラブは、障害児者スポーツやレクリエーションを有償で提供しており、ここで紹介する宿泊型キャンプでは構想、企画および運営の中心的役割を果たしていた。当該キャンプは、主催するAクラブと障害児者本人および、その保護者のみで実施されたものではなく、ボランティア学生をはじめとする大学関係者、福祉施設スタッフ、助成団体および地元企業などの連携によって実現されたものであった。
　このような諸資源の多様な連携によって実現された障害児者とその保護者を対象とした宿泊型キャンプの構想、企画および運営の一連について時系列に記述し、ヘルスプロモーションの視点から活動分析を試みた。

2 日本における障害者スポーツの変遷とその実情

　2011年にスポーツ基本法[1]が制定されたことによって障害者のスポーツ振興を積極的に行うことが明文化されたことや、2020年の東京オリンピック・パラリンピック開催が正式決定したことなどから、日本の障害児者のスポーツ・レクリエーション活動においては、さまざまな変化が生まれている。

こうした時代背景を鑑み、本事例について検討する前に、まずは日本の障害児者のスポーツについて簡潔に整理をしておきたい。

日本における障害者スポーツの変遷：4つの時代区分

日本における障害者スポーツは、1964年のパラリンピック東京大会を1つの契機として、それ以降に少しずつ広まっていったと考えるのが一般的である[2]。

それ以後、今日に至るまでの日本における障害者スポーツの振興、発展の様相について、たとえば藤田[3]は次のような4期に時代区分し、その変遷を述べている。すなわち、①1975年までの障害者スポーツの普及・振興の基礎組織が設立された時期、②1976年〜1990年の障害者スポーツ施設が整備され、個人種目が整備される一方、一般社会から障害者スポーツが見えにくくなった時期、③1991年〜1998年のパラリンピック競技を中心に団体競技や知的障害者スポーツの普及が見られたことを背景に、選手の競技志向が強くなり、マスコミも注目するようになった時期、④1999年以降の三障害の統合、障害者スポーツと障害のない人のスポーツの統合化、競技の高度化が進んだ時期——の4期である。

藤田[3]はさらに、2011年のスポーツ基本法の制定以降、障害のある人とない人のスポーツの振興が統合的に進められようとしていることから、現在の障害者のスポーツ普及・振興は転換期にあると指摘している。

スポーツ基本法（2011年）制定後の障害者スポーツ

スポーツ振興法（1961年制定）を全面的に改正することによって、2011年にスポーツ基本法が制定された。そこでは、次のようにパラリンピック競技大会を含む障害者スポーツの積極的な支援が明文化された。「スポーツは、障害者が自主的かつ積極的にスポーツを行うことができるよう、障害の種類及び程度に応じ必要な配慮をしつつ推進されなければならない」「スポーツは、我が国のスポーツ選手（プロスポーツの選手を含む。以下同じ）が国際競技大会（オリンピック競技大会、パラリンピック競技大会その他の国際的な規模のスポーツの競技会をいう。以下同じ）又は全国的な規模のスポーツの競技会において優秀な成績を収めることができるよう、スポーツに関する競技水準（以下「競技水準」という）の向上に資する諸施策相互の有機的な連携を図りつつ、効果的に推進されなければならない」[1]。

こうしたなか文部科学省は、障害者スポーツの裾野を広げることを目的として、2014年4月に「オリンピック・パラリンピック支援室」と「障害者スポーツ振興室」を新設した。これによって従来、厚生労働省が所管していた事業の一部が文部科学省に移管されることとなり、パラリンピックもオリンピックと並ぶ競技スポーツであると明確に位置づけられ、その支援体制の充実が目指されることとなった[4]。

一連の動向を鑑みると、日本の障害者スポーツは全体としてその普及、発展に向けた支援が手厚くなりつつあるように見えるが、「障害者スポーツの競技化が進む一方で、日常的な環境整備が遅れている」[5]「国や地方公共団体の主導なしでは、地域で障害者スポーツが振興しない状況

は、東京パラリンピック当時の障害者スポーツ振興の在り方と変わらない」[3]という指摘もある。これらの指摘は、障害児者の暮らしや健康に直接的な影響を及ぼす日常生活圏での運動、スポーツ、レクリエーションの活動環境にいまだ未整備の部分が多いことを意味しているとも理解できるだろう。

3 障害児者およびその保護者を対象とした宿泊型キャンプの実際

1）宿泊型キャンプの関係者、実施期間、プログラム
ボランティア学生がペアでサポートしながらカヌーなどを楽しむ

　当該宿泊型キャンプは、2010年10月9～11日の2泊3日の日程で、新潟県内で行われた。障害児者とその保護者15組が参加し、それに対応するためのボランティア学生を15人募集し、養成した。当該キャンプ期間中は原則として、障害児者とボランティア学生とのペアリングを決めておき、マンツーマンで活動をすることとした。

　続いて、宿泊型キャンプ当日のプログラムの概要を解説する。

　第1日目は、都内から現地への移動が中心で、車中ではあらかじめペアリングされた障害児者とボランティア学生とが隣り合わせに座り、互いにコミュニケーションを取り合うよう配慮した。この日は、軽度のレクリエーションを実施したのちに、夕食、入浴、そして大部屋にて就寝となった。第2日目は、海辺でのメインプログラムとして、カヌー、ラフトボートおよびバナナボートなどを楽しんだ。なお、活動に際しては、本キャンプ開催地を拠点に活動するラフティングガイドチームとレスキューチームの協力を得た。第3日目は、朝食後に宿泊施設内でのレクリエーションを実施した後、帰路に就いた。

　キャンプ実施に先立って、2010年9月に障害児者本人とその保護者、主催するAクラブおよびボランティア学生の連携者による事前打ち合わせの機会が持たれ、キャンプ実施後の11月には同じ連携者によって、振り返りが行われた。

キャンプ参加者の年齢は8～27歳で身体障害、知的障害、重複障害などさまざま

　キャンプに参加した障害児者の年齢は8～27歳であり、障害種別も身体障害、知的障害、重複障害などとさまざまであった。障害の程度は中等度以上がほとんどで、総じて重度であった。筆者は、所属大学における障害者スポーツ関連の担当講義等を通じてボランティア学生を募集、派遣する役割を担うとともに、Aクラブスタッフと当該キャンプの計画立案ならびに運営にも携わった。なお、キャンプ実施に伴う経費については、ある独立行政法人による事業助成、Aクラブによる自己資金および参加者から徴収した参加費が充当された。

2）宿泊型キャンプが構想、計画立案、実施された背景
高齢化に伴う人材の不足、団体活動の縮小が実施の背景要因

　障害児者に対するさまざまな活動は従来、家族の支えを中心に同志や生活拠点が近接する仲間

同士によって、例えば「親の会」のような任意の団体が組織されて展開されてきた。そして、その活動には、一定数の組織外サポート人員が関わってきた[6]。

当該宿泊型キャンプを運営するにあたって中心的な役割を担ったAクラブでは、長くある障害児者の「親の会」と関わりを持っており、次のような課題を見出していた。すなわち、社会全体の高齢化の進展にしたがって、障害児者の家族やその活動をサポートする人員の高齢化も進んで、サポート人員が慢性的に不足し、それに伴って障害児者団体の活動性が低下していくという課題である。その具体例が宿泊を伴うような大掛かりな活動の縮小であった。

「親の会」による実施要請と見通しが持てた人材などの実施要件

そのため、「親の会」からAクラブへ、宿泊型キャンプ活動を実現できないかという相談が持ち掛けられることとなった。とは言え、大掛かりな宿泊型キャンプを企画運営することは容易ではない。ところが、そうした折の2010年春頃、ある独立行政法人が比較的大規模な事業助成を募るとの情報を得て、本事例の構想が具体化する運びとなった。

実際に宿泊型キャンプを行うとなれば、一定数のサポート人員（主にボランティア）の確保が不可欠となるが、Aクラブと筆者、そして筆者の周辺の学生に活動上の接点があったため、必要なサポート人員を確保することについてはある程度、明るい見通しを持つことができた。これが本事例の具体化を後押しした要因の一つであった。

このような活動を構想した場合、それを実現するための財政的および人的側面の必要条件を整えられるという明るい見通しを持てることが極めて重要だと理解できるだろう。

4 宿泊型キャンプに対する保護者、ボランティアの「語り」の分析

ここでは、宿泊型キャンプについての障害児者本人、その保護者、主催するAクラブ、ボランティア学生を中心とした連携者による事前打ち合わせの際の関係者の語りやアンケート結果およびメモなどから、その様子について記述する。

1）事前打ち合わせにおける「語り」から

キャンプ実施前の段階でAクラブ関係者により、障害児者の特性やボランティア学生個々の個性を踏まえ、障害児者とボランティア学生とのペアリングが行われた。事前打ち合わせでは、そのペアリングにしたがって、キャンプ当日のさまざまな状況を想定し、情報交換を行った。

障害児者の保護者の「語り」では、「うちの子は、現地までの長距離移動に耐えることがむずかしく、心配である」「障害のある子どもに水中でのスポーツなんて安全にできるのでしょうか？」「他人とのコミュニケーションが苦手で、ボランティアとうまく過ごせないと思うので、親の目が届くところで活動させてほしい」といった声が聞かれた。キャンプ実施前の段階では、保護者には障害児者の「できないこと」を列挙する傾向が見られるとともに、ボランティア学生の力量を不安視する様子がうかがえた。

一方、ボランティア学生の「語り」においては、「お母さんから日頃の様子を聞いているうち

に不安が大きくなった。当日までに勉強したい」「〇〇さんの障害は、僕が知っている障害とは違うので正直、キャンプ中の三日間、一緒に過ごせるか不安」「△△君に少しでも不安なく過ごしてもらえるようにたくさんコミュニケーションをとって信頼してもらえるようになりたい」「少しでも楽しんでもらえるように手伝いたい」といった声が聞かれた。

日常において障害児者に接する機会の少ないボランティア学生が比較的重度の障害児者と会い、保護者から障害に関することや障害に伴う副次的な行動特性（こだわりなど）についての情報提供を受けると、「不安」が増大することが改めて確認できた。

表1　各時期における保護者の代表的な「語り」

事前打ち合わせおよび、キャンプ期間前半	キャンプ期間後半および、キャンプ終了後
1. うちの子は都内から新潟までの長距離移動に耐えることはむずかしく、とても心配である。	1. 長距離移動のバスのなかでは大声を出して大変なことになると想像していたが、そうしたことが一切なくて、びっくりした。
2. 障害のある子どもに水中でのスポーツなんて、安全にできるのでしょうか？	2. 普段と比べて、身の回りのことを自分でやろうとしていた。
3. 他人とのコミュニケーションが苦手でボランティアの方とうまく過ごせないと思うので、親の目の届くところで活動させてほしい。	3. ボランティアと楽しそうに話をしている姿を見て、とてもうれしかった。
	4. ボランティアと3日間も密に過ごすことができた子どもに、びっくりした。

↓

障害児者の「できないこと」の列挙から、障害児者が自力で「できること」の再認識へ

表2　各時期におけるボランティア学生の代表的な「語り」

事前打ち合わせおよび、キャンプ期間前半	キャンプ期間後半および、キャンプ終了後
1. お母さんから日頃の様子を聞いているうちに、不安が大きくなった。初日までに勉強したい。	1. 手伝おう、手伝おうと思っていたけど、自分も楽しもうと思ってやりはじめたら、いろんなことを話してくれるようになった。
2. 〇〇さんの障害は、僕の知っている障害とは違うので、正直、三日間一緒に過ごせるか不安です。	2. 辛かったけど、とにかく笑顔で過ごそうと思うようにしたら、〇〇さんもたくさん笑ってくれるようになった。
3. △△君に少しでも不安なく過ごしてもらえるようにたくさんコミュニケーションをとって、信頼してもらえるようになりたい。	3. 時間とともにコミュニケーションを取れるようになり、自信がついた。
4. 少しでも楽しんでもらえるように手伝いたい。	4. お母さんがプログラムへの挑戦を妨げている気がした。
	5. 本人ができるのに、お母さんが代わりにやってあげていて、どうしようか困った。
	6. 「お母さんが甘すぎる!!」という気がした。

↓

「〜をしてもらえるように」「手伝おう」という思考から、「ともに楽しもう」という思考へ
障害児者本人と保護者間の関係性に対する気づきの発生

2）キャンプ実施中の「語り」とキャンプ終了後の振り返り

　キャンプ実施中の障害児者についての保護者の「語り」では、「長距離移動のバスでは大声を出して大変なことになると想像していたが、そうしたことが一切なく、びっくりした」「普段と比べて、身の回りのことを自分でやろうとしていた」「ボランティアと楽しそうに話をしている姿を見て、とてもうれしかった」「ボランティアと3日間も密に過ごすことができた子どもにびっくりした」といった内容が語られた。

　ボランティア学生の「語り」からは、「手伝おう、手伝おうと思っていたけど、自分も楽しもうと思ってやりはじめたら、いろいろなことを話してくれるようになった」「辛かったけど、とにかく笑顔で過ごそうと思うようにしたら、○○さんもたくさん笑ってくれるようになった」「時間とともにコミュニケーションをとれるようになり、自信がついた」「お母さんがプログラムへの挑戦を妨げている気がした」「本人ができるのに、お母さんが代わりにやってあげていて、どうしようか困った」「お母さんが甘すぎる気がした」という声が聞かれた。

5　「語り」から読み取れる宿泊型キャンプの効果についての考察

1）保護者における「語り」から把握できた日常における自立の過剰支援

本人の「できること」に対する保護者による不確かな判断の可能性

　保護者の多くは、障害児者本人の「できないこと」に着目し、それを列挙していた。また、その「できないこと」のなかには、コミュニケーションに対する不安が内包されていることがうかがえた。保護者が障害児者のコミュニケーションに不安を抱える背景には、障害児者本人に対する不安だけでなく、ボランティア学生に障害児者とコミュニケーションをとる力量が備わっているのだろうか、という疑問や不安が含まれていると推察された。なお、事前打ち合わせは障害児者および保護者とボランティア学生らとの情報交換の場であったことから、保護者が抱えるボランティア学生の力量に対する不安についても多くの場合、保護者からボランティア学生へ直接に伝えられていた。

　キャンプ活動を通じて、保護者の多くは、障害児者本人には「できない」と思っていたことを含め、実は遥かに多くのことが「できる」障害児者であることを知った。本事例の障害児者は比較的重度であったため、保護者は日常生活でとかく手取り足取りの支援になりがちであったであろうことは想像できる。やむを得ないところもあるだろう。しかしその結果として、本人が自力で「できる」ことを代わりにやってしまうケースも少なくなかったと考えられる。障害児者が自力で何ができて、何ができないのかについて、実は保護者は正しく見極め切れておらず、概して「できない」ことを多く見積もってしまう傾向にあったのだろうと推察された。

周囲の誤った思考や行動の連鎖がもたらす自立阻害の可能性

　また、こうして保護者が「できない」と評価した事柄については当然、日常生活でも自力で取り組む機会を奪われがちとなるだろう。本事例でも一部散見されたように、保護者の不確かな判

断により、「スポーツはできない」「スポーツは無理」とされてしまったケースがあると思われる。

本事例からは、障害児者の周囲ではこのように、障害児者には「○○ができない」に類する思考や行動の連鎖が生じた場合に、障害児者本人にとって運動やスポーツが縁遠いものとなってしまう可能性が懸念された。

2）ボランティア学生の「語り」の変化に見る支援態度の進化

「不安」を契機に生じる必要な知識を増やそうとする主体的な態度

日常で障害児者に接する機会の少ないボランティア学生が事前打ち合わせなどを通じて重度の障害児者に出会い、保護者から情報提供を受けると、「不安」が増大することが確認されたが、その一方で、「不安」が増大することを契機として、少しでも知識を増やそうとするような主体的な態度が芽生えるという過程も確認できた。

「してあげる」という古典的な態度から解き放たれる過程

キャンプ前半までのボランティア学生の「語り」では、「手伝う」という表現が頻出する傾向が認められた。これらの結果から、「この人たちに何かをしてあげよう（**forの時代**）」[7]という、ある意味で極めて古典的なボランティアの発想を持っていたことが類推できた。

ところが、キャンプが進むにしたがって、学生の「語り」は変化した。すなわち前述のように、「手伝おう、手伝おうと思っていたけど、自分も楽しもうと思ってやりはじめたら、いろんなことを（本人が）話してくれるようになった」「辛かったけど、とにかく笑顔で過ごそうと思うようにしたら、○○さんもたくさん笑ってくれるようになった」といった声が増えたのである。キャンプ開始当初は、古典的な発想だったボランティア学生が、「辛かったけど」という表現に代表されるように担当の障害児者との関わりがままならない、あるいは試行錯誤（参加者との人間関係による負担感）[8]するような時間を経験するなかで、「この人たちに何かをしてあげよう」という発想から解放されていく過程が生まれていったようである。

こうした過程を経て、少しずつではあるが、「ともに育ち、ともに生きる（**withの時代**）」[7]という発想のもとに障害児者に関わっていく様子がうかがわれた。そして、このようなボランティア学生が持つ発想の変容ならびに態度の変容が、障害児者とボランティア学生相互の関係をより良いものへと発展させる一つの重要な契機となることが示唆された。

さらに、障害児者の保護者が障害児者とボランティア学生との相互の関係性がより良い方向へ変容する過程を垣間見ることを通じ、保護者自身も障害児者の成長を改めて感じたり、学生に対する信頼感が芽生えたりしていった様子がうかがえた。

保護者の過剰な支援態度を是正し得る発想の転換

ボランティア学生の「語り」で極めて重要となるもう一つの視点は、障害児者と保護者の関わり方（保護者の接し方）に関するものである。その「語り」は、「お母さんがプログラムへの挑戦を妨げている気がした」「本人ができるのにお母さんが代わりにやってあげていて、どうしようか困った」「お母さんが甘すぎる気がした」というものであった。

ボランティア学生の日常生活が平均的な学生の暮らしであると仮定すれば、障害児者とその保

護者との関わり方について考える機会はほとんどないと考えてよいだろう。そのため、ボランティア学生が宿泊型キャンプを通じ、障害児者本人だけでなく、障害児者と保護者の関係性に直接的に触れる経験をすると、その関わり方に疑問を抱くようなことが起こってくるのである。

障害児者の健康づくりに貢献できる人材育成

　ボランティア学生に発想や行動の変容が現れること、すなわち、ボランティア活動を通じた教育効果が生まれれば、ボランティア経験後に多様な能力の育成が可能になることが先行研究によって指摘されている[9), 10)]。

　そのように考えると、本事例のようなキャンプ活動における学生のボランティア経験には、将来の障害児者の運動、スポーツ、ひいてはその健康づくりに貢献できる人材育成にも結びつく可能性が内包されていると指摘してもよいのではないだろうか。

6 障害児者とその保護者を対象とした宿泊型キャンプの現状と可能性

継続的な実施を困難にさせる財政的資源、人的資源

　2011年に制定されたスポーツ基本法を新たな大きな拠りどころとして、日本の障害者スポーツは、一定の活気を帯びつつあると感じる。そうした社会状況のなか、本事例で取り上げた障害児者とその保護者を対象とした宿泊型キャンプのその後について触れておきたい。

　結論から言えば、残念ながら継続的な実施は叶わず、2010年の開催が唯一の実績となっている。常々指摘されることであるが、財政的資源、および人的資源に関わる条件を充足できないことが最大の理由と推察できる。

　障害児者の健康を支援する環境づくりという視点から考えると、さまざまな活動や行事の継続こそが極めて重要と言える。ただし、本事例で取り上げたようなNPO法人を中心に宿泊型キャンプ（宿泊型のスポーツ・レクリエーション活動）を企画運営するにあたっては、財政面で事業助成金の交付に依存した上、多数のボランティア学生を集めて行うような方法に無理があったと認めざるを得ないだろう。つまり、障害児者の健康づくりやスポーツ活動の環境を整えるという意味から考えると、やや大掛かりに構想し過ぎており、とくに継続という観点からは合理性を欠いていたと指摘できる。

参加経験そのものが素養の高い人材をつくり出す可能性

　一方、障害児者の健康づくりやスポーツの環境を整えるには、多くの人的資源も必要となる。そして、人的資源の中心的存在とも言えるボランティア人員が宿泊型キャンプ等の経験をすることが、障害児者の健康づくりの支援環境を創造するための極めて多様な視点を養っているということがはからずも示唆された。

　学生が本事例のようなボランティア経験を経れば、多様な視点を持つことにつながる。その後も、獲得した多様な視点を持って継続的に学んでいくことができれば、障害児者の健康づくりや

第2章 健康を支援する環境づくり

スポーツのための環境の創造、発展に貢献できる素養の高い人材が養成されていく可能性が高まると言えるのではないだろうか。

活動を振り返って──

■保護者らの高齢化に伴う宿泊型行事の実施困難さの共有

本事例では、【健康を支援する環境づくり】に重点を置いた。

そのなかで認識できたのは、障害児者のスポーツやレクリエーション活動に関わる企画運営を進める上では、障害児者の保護者をはじめとした周囲の人々がどのような切迫したニーズを持っているのかをより正確に把握することが一つの契機となる、ということであった。本事例の場合、長い期間にわたって一定の関係性のあったNPO法人と障害児者の「親の会」との間で、障害児者の保護者らの高齢化によって宿泊を伴う行事が実施しにくくなっている現状を共有できていたことが一つの【唱道】になったと言える。

さらに、この認識を強くしたNPO法人が【パートナー】となる可能性がある関係団体や個人に働きかけ、連携が承諾されたことによって、当該事業の実現可能性が高まったと考えられる。

■学生が障害児者の健康支援の人材として成長するプログラム

一方、このような障害児者を主たる対象としたスポーツやレクリエーションに関わる活動を行う際に大きな障壁となるのが、財政面の問題である。本事例では【唱道】の起こったタイミングと前後して、事業助成の募集があったことから、これを活用すべく申請を行い、採択されたことによって、問題が解決された。これなくして、本事例の企画を進めることが不可能であったことは明白である。ただしその後、残念ながら、同様の宿泊型キャンプの企画運営を実施できずにいるのが現実である。

また、財政面とは異なる【投資】として、事業開催前後における打ち合わせや、パートナー間の連絡調整に関わる時間や労の負担という問題もある。連携者はみな一様に事業成功に向けて活動していたが、大規模な事業であったため、主たる業務や本分を別に持つNPO法人以外の【パートナー】にとっては、やや負担が大き過ぎた面もある。

とは言え、一連の活動を経て、障害児者自身が他者との関わりのなかで多少なりとも積極的に行動する場面が見られるようになり、障害児者の保護者やボランティア学生の考え方や行動にもいくつもの変容が認められるに至った。

これらのことから、関わったほとんどすべての人たちが障害児者の健康を支援する環境づくりのことを考えたり、実際に行動したりする際の新たな視点を得たであろうことは、明白である。将来の社会を担っていくボランティア学生には、こうした事業における活動経験を経て、障害児者の健康を支援する環境づくりを支える人材に育っていくことを大いに期待したい。

健康社会学研究会からのコメント

帝京平成大学現代ライフ学部　森川 洋

　本事例は、NPO法人が主体となって実施した、障害がある児童らを対象とした宿泊型キャンプの企画運営の過程について、保護者やボランティア学生の「語り」に焦点を当てながら、活動分析したものである。宿泊型キャンプという活動が、日常と異なる環境のなかでの新たな体験などを通して当事者自らが行動を起こすという主体性、そして友人・ボランティア学生といった家族以外の人たちとの人間関係づくりを通じた社会性をもたらしており、本人の成長発達という観点からも【健康を支援する環境づくり】としての活動となり得ている。また、成長発達という観点から言えば、【個人技術の開発】をもたらす活動とも評価できるだろう。

　特筆すべきは、キャンプ開催前の顔合わせの時点から初日、そして最終日に至る保護者やボランティア学生の「語り」の変化である。すなわち、保護者においては本人に対する「できないこと」に向けられていた意識が「できること」に向き、またボランティア学生においては「何かをしてあげよう」という意識から「一緒に何かをし、何かをつくり上げよう」という意識に変容していった。このようなプロセスがあったという点で、【ヘルスサービスの方向転換】を実現する活動でもあると言えよう。家庭や施設、学校、職場などとは異なる空間での宿泊型キャンプのようなプログラムが本人のみならず、その保護者、関わる支援者に考え方の変容や転換といった効果をもたらすとすれば、こうした効果をあらかじめ想定した上で、意図的にプログラムの企画運営を展開することが大切であろう。

　前述したように、支援対象である本人以外にも、支援者側であったはずのボランティア学生の考え方に変容や転換をもたらしており、その意味では、支援者自身も実は支援を受ける側であったと読み取れる。対象者だけが幸せになるのではなく、支援者側も幸せになるというwin-winの関係は地域活動の根幹であり、【地域活動の強化】がなされていると言えよう。大学の地域貢献の重要性が盛んに言われている昨今、このような学生への教育効果も踏まえて、活動を位置づけていくことが大切である。

　本事例では一方で、継続性といった課題が挙げられていた。宿泊型キャンプの形とは変わってしまうかもしれないが、その継続性を担保するためには、教育効果とより関連させつつ、例えば通常の「体育実技」の授業の半期15回のなかで、従来の「スポーツを実践する」という内容に加え、「つくる」「ささえる」スポーツを通して、地域におけるスポーツ活動の企画運営の一連のプロセスに関わる授業を組み込むようなアイデアも必要かもしれない。通常授業に乗せるということは、大学の制度に盛り込まれることであり、その意味では【健康的な公共政策づくり】活動の一環ともなり得る。さらに、当該大学での取り組みを発信【唱道】すれば、他大学の「体育実技」のあり方にも影響を与えるものになる可能性が十分に考えられる。

　一般的な健康増進施策を見てもわかるように、ヘルスプロモーションと称される活動の多くは、個人の生活習慣を変えていく【個人技術の開発】に特化してしまう傾向がある。そうした誤解を払拭して今一度、本来の意味でのヘルスプロモーションに立ち返るためには、地域、政策というシステムで見る視点を養い、また価値という部分にどのように影響を与えているか、という意識を持つことが肝要である。

第2章 健康を支援する環境づくり

[参考文献]
1) 文部科学省．スポーツ基本法（平成23年法律第78号）（条文）http://www.mext.go.jp/a_menu/sports/kihonhou/attach/1307658.htm（2014年3月31日にアクセス）
2) 日本障がい者スポーツ協会編．障がい者スポーツの歴史と現状．東京：日本障がい者スポーツ協会，2014：1-6.
3) 藤田紀昭．障害者スポーツの環境と可能性．東京：創文企画，2014：56-63.
4) 20年東京五輪へ文科省が新組織．日本経済新聞夕刊：2014年4月1日夕刊．015ページ．
5) 立木宏之．福祉界からみた障害者スポーツの位置づけとスポーツ文化的課題―福祉界とスポーツ界の「はざま」とその克服に向けて―．変わりゆく日本のスポーツ（大谷善博，三本松正敏，西村秀樹編）．京都：世界思想社，2008：286-299.
6) 堀家由妃代．発達障害児の親支援に関する一考察．佛教大学教育学部学会紀要．2014；13：65-78.
7) 大野智也．障害者は、いま．東京：岩波新書，1993：212.
8) 大山祐太，増田貴人，安藤房治．知的障害者のスポーツ活動における大学生ボランティアの継続参加プロセス―スペシャルオリンピックス日本・青森の事例から―．障がい者スポーツ科学．2012；10（1）：35-44.
9) 妹尾香織．援助成果経験状況の予備的検討―若者の援助成果経験の事例―．関西大学大学院人間科学：社会学・心理学研究．2003；59：205-219.
10) 妹尾香織・高木修．援助行動経験が援助者自身に与える影響―地域で活動するボランティアにみられる援助成果．社会心理学研究．2003；18（2）：106-118.

第2部 「5つの活動」の展開例

第2章 健康を支援する環境づくり

3 市民・地域・関係団体・行政の連携によるウォーキングのプロモーション
～ウォーキングを中心とした健康のまちづくり～

埼玉県飯能市健康推進部介護福祉課（前・健康政策課） **遠藤延人**
東洋大学ライフデザイン学部 **齊藤恭平**

1 ウォーキング人口3万人を目指す健康施策

　埼玉県飯能市では、市の豊かな自然環境をはじめ、毎年1万人を超える参加者で賑わう「飯能新緑ツーデーマーチ」などの地域資源を活かし、市全体で取り組み、実際の効果が期待できる健康づくり施策として、「ウォーキングの振興」を掲げ、"ウォーキング人口3万人"を目指した取り組みを総合的に進めている。飯能市のウォーキング振興は、市民・地域・関係団体・行政等が一体となって推進しており、それは日常生活のなかで楽しくウォーキングを実践・継続する仕組みをつくり、地域のウォーキング人口を拡大するための健康のまちづくりである。
　本稿では、その内容について紹介する。

2 飯能市の概要

　飯能市は、埼玉県の南西部に位置し、山地、丘陵地、台地からなる。北西部のほとんどは山地で、市域の約76％を森林が占める。南東部は丘陵地および台地で、北の高麗丘陵と南の加治丘陵の間の台地部分に市街地が発達している（**写真1**）。さらに、入間川、高麗川の一級河川が西部山地から東部台地へと流下している地域である。
　昭和29年に県下9番目に市制を施行し、古くは林業と織物のまちとして栄えた。昭和40年代からは宅地化が進展し、高校や大学、工場などの立地も進んで、首都圏の近郊住宅都市として変化

した。平成17年には旧名栗村と合併し、県内3番目の広大な面積を持つ市となっている。人口は、平成25年1月現在、8万1,874人である。

都心から約50km圏内に位置し、交通アクセスも良好な環境にありながら、緑と清流という自然に恵まれた飯能市は、古くから豊かな森林との共生によって人々の暮らしや文化・歴史、産業が育まれてきた。こうしたことを背景に平成17年4月、「森林文化都市」を宣言し、自然と都市機能が調和した暮らしやすい都市を目指したまちづくりに取り組んでいる。

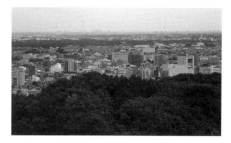

写真1 美杉台地区から中心市街地方面を望む

3 飯能市における健康づくりのためのウォーキングの取り組み

1）取り組みの契機

①健康増進計画の策定

個人の健康づくりを推進するとともに、健康のまちづくりを社会全体で支援し、急速な高齢化に伴う医療費・介護給付費の抑制を図るため、平成20年3月に飯能市健康増進計画を策定した。

同計画では、市民一人ひとりの生涯を通した健康づくりの支援、健康づくりを行いやすい環境の整備など、ヘルスプロモーションの考えに立ち、市民・地域・企業・行政が一体となって市民一人ひとりの健康づくりを戦略的に推進することを掲げるとともに、健康のまちづくりを市民との協働により推進する体制の整備についても明記した（**図1**）。

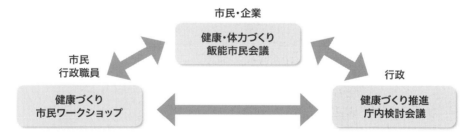

図1 飯能市健康増進計画の推進体制

②スタート年度の検討内容

平成20年5〜7月にかけて「健康づくり推進庁内検討会議施策検討部会」を全5回の日程で開催し、ウォーキング振興方策を立案した。また、同年9月には「健康・体力づくり飯能市民会議」を開催し、ウォーキングを全市で盛んにするために関係者および団体において、どのような支援ができるか、検討を行った。

この会議では、会議全体のコーディネーターによる「これからの健康づくり、そのノウハウ」をテーマにした講話の後、「ウォーキングを全市で盛んにするためにできる応援は何か？」を

第2部 「5つの活動」の展開例

テーマにグループワークを実施した。すなわち、市民・地域・関係団体・行政の連携による飯能市の取り組みをスタートさせるための会議と位置づけた。

また、具体的な検討内容については逐一、飯能市ホームページに掲載し、参加者や市民と共有することを試みた（飯能市ホームページ http://www.city.hanno.saitama.jp/0000000921.html）。

2）取り組みの内容

飯能市の豊かな自然を活かし、誰もが取り組みやすく、効果も高いウォーキングを市全体で振興するにあたり、スタート年度の検討内容を踏まえて、平成21年度から行った具体的な取り組みを次に紹介する。

①地区別ウォーキングコースづくり

ウォーキングしやすい地域環境を市内全地区に設定するため、市民との協働により全12地区（公民館単位）において、各地域のウォーキングコースづくりを行った。

図2 飯能市全体のウォーキングコースマップ

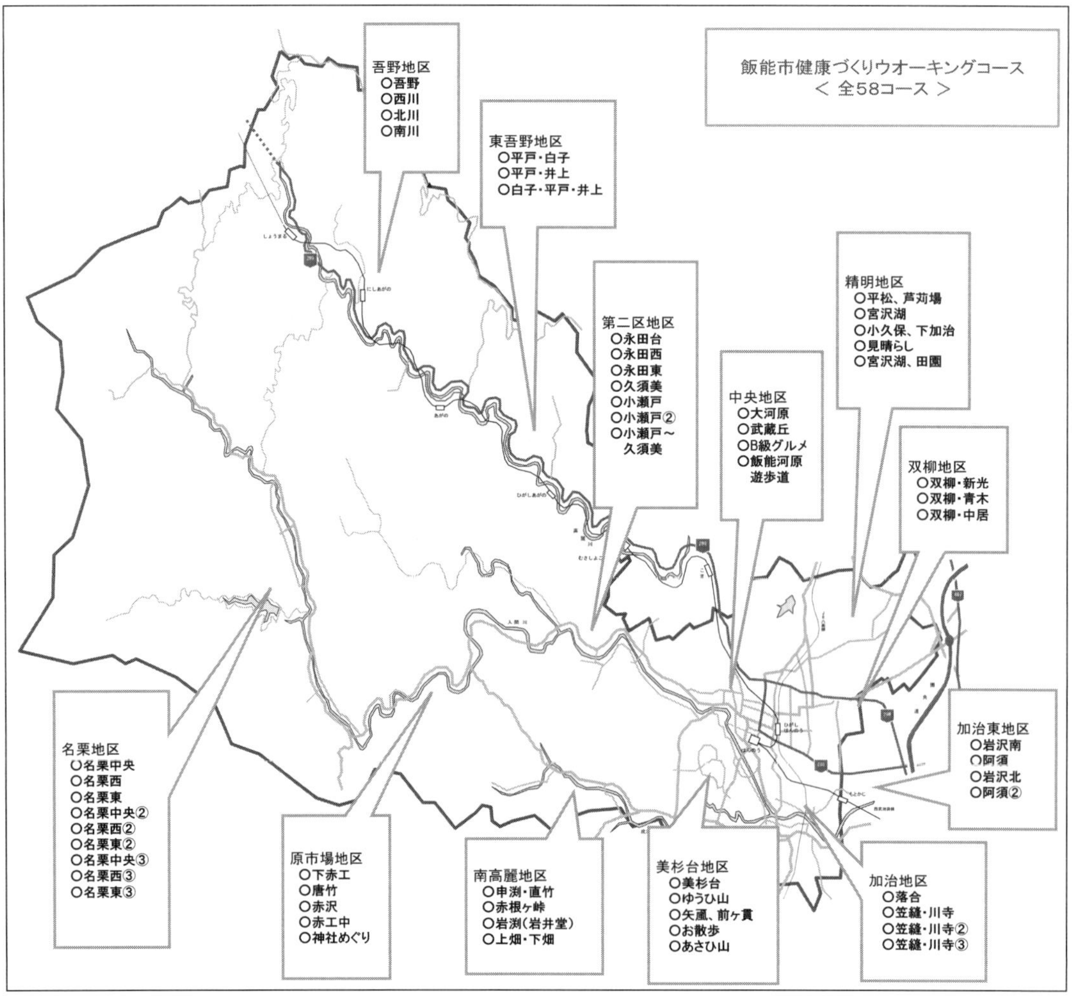

図3 ウォーキングコースマップの一例

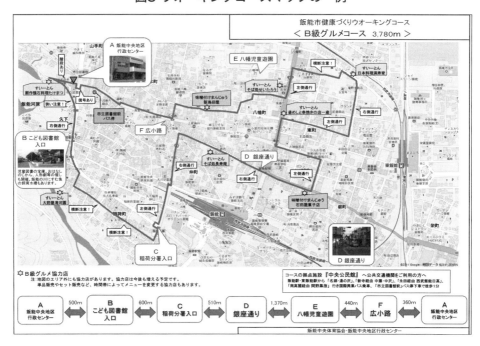

　コースの設定にあたっては、コースづくりに関わる市民および職員を対象にウォーキングの基本的知識のほか、ウォーキングの必要性等について理解を深めるとともに、今後のウォーキングの普及・啓発活動に役立てることを目的とする講習会を平成21年6月に開催した。
　その上で、地域の歩きやすい場所、名所や旧跡など、地域の良さや見どころなどを盛り込んだウォーキングコースを設定し、手づくりのコースマップを作成した（**図2、3**）。マップづくりは、平成21年度から3年計画で進め、市全体で58コースが完成した。各地区のウォーキングコースは、飯能市のホームページに掲載しており、ダウンロードできるようにしている（飯能市ホームページhttp://www.city.hanno.saitama.jp/0000000855.html）。

② 「スゴ足手帳」の作成
　歩くことの励みや目標を持つことによってウォーキングに継続的に取り組めるよう、平成21〜23年度に「スゴ足手帳」（ウォーキング手帳）を作成した。この「スゴ足手帳」には、ウォーキングの効果や必要性、楽しみ方、成功体験や失敗体験談、ウォーキングのフォームやシューズの履き方のほか、日常生活で歩いた距離や時間などを記録するページやスゴ足イベントの参加認定印を押印するページを設けている（**図4**）。

図4 飯能市『スゴ足手帳』

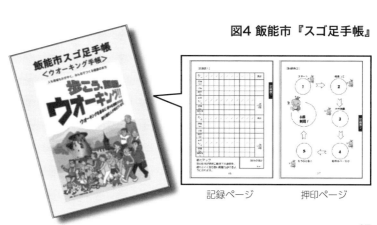

記録ページ　　押印ページ

③「スゴ足イベント」の開催

　地域におけるウォーキング人口を拡大するために平成22年度から、各地域で開催されるウォーキング事業の一部を「スゴ足イベント」として指定し、各地域のウォーキングイベントに多くの市民が参加しやすい仕組みづくりを行った。

　「スゴ足イベント」の指定の基準は原則として、地域の関係団体（地区体育協会、地区まちづくり推進委員会、自治会等）が主催または共催し、各地域に設定されているウォーキングコースを積極的に活用するほか、開催距離は10km程度で参加者の定員を定めずに開催するイベントであれば、指定することとした。

　この「スゴ足イベント」の指定により、各地域のウォーキングイベントの参加者が増加しており、地域イベントの充実とともに地域の活性化が図られている。そのなかでも特徴的なイベントについて、次に紹介する。

●なぐりの里ウォーク
　名栗地区の山あいの豊かな自然のなかを歩き、ゴール地点の名郷地区では「名郷味市」という地域行事が開催されているウォーキングイベントである。地元の物産販売、模擬店のほか、名栗地区の歴史等が紹介されている（**写真2**）。

●地域を歩こう！
　東吾野地区にある阿寺諏訪神社の例大祭に合わせて開催されるウォーキングイベントで、その参加者は阿寺諏訪神社のお祭りや伝統芸能の三匹獅子舞、お神楽を見学できる（**写真3**）。

●ふるさとウォーク
　精明地区の里地里山を歩き、ゴール地点では一面に咲き誇るコスモス畑のなか、地元のまちづくり推進委員会の主催による「コスモスの里まつり」が開催されるイベントである。会場では地元野菜の販売などもあり、リピーターが多いイベントである（**写真4**）。

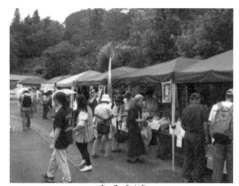

写真2　名郷味市の様子

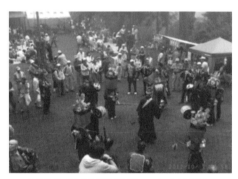

写真3　阿寺諏訪神社の三匹獅子舞

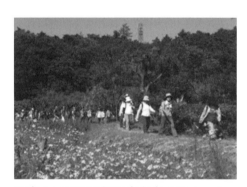

写真4　コスモス畑の中を歩くウォーカー

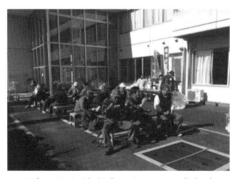

写真5　とん汁を楽しむラリー参加者

●精明地区歩行ラリー
　精明地区の豊かな自然のなかをゲームやクイズに答えながら、グループで楽しく歩くウォーキングイベントである。ゴール地点では、地元関係団体の手づくりによる地元野菜を使ったとん汁が提供されている（**写真5**）。
　このように各地域のイベントの主催者がより魅力や楽しみのあるコースを設定するなど、イベント内容を充実させるための工夫や努力を行ったほか、行政において「スゴ足イベント」の情報を積極的に提供するとともに、参加者への特典を設定（表2参照）したことなどによって、「スゴ足イベント」の参加者は年々増加している（**表1**）。

表1「スゴ足イベント」参加者数の推移

年度	参加者数	イベント回数
平成22年度	1,653人	17回
平成23年度	1,726人	16回
平成24年度	2,036人	16回

④ウォーキングへのインセンティブ
　日常生活におけるウォーキング実践者や「スゴ足イベント」の参加者を増加させるため、次の2種類のインセンティブを設定し、ウォーカーの楽しみやモチベーションの向上を図っている。
●歩いた距離を積み重ね、「スゴ足手帳」に記録している人を飯能市の広報紙等で紹介
●各年度の「スゴ足イベント」に6回以上参加された人に特典を提供（**表2**）

表2　平成24年度の「スゴ足イベント」に6回以上参加した人への特典

特典内容	提供者
第11回飯能新緑ツーデーマーチ招待券	飯能新緑ツーデーマーチ実行委員会
さわらびの湯ペア優待券	名栗さわらびの湯共同事業体
日替わりシェフレストラン割引券	飯能商工会議所
飯能水（ペットボトル）	飯能市観光協会
西川材を使った日用品	名栗地区まちづくり推進委員会

⑤分野を超えた総合的な取り組みの推進
　飯能市全体でウォーキングの振興を進めるなかで、健康・保健分野を超えたさまざまなイベント、講座、教室等のウォーキング関連事業も開催されるようになり、組織横断的な取り組みが実現している（飯能市ホームページ http://www.city.hanno.saitama.jp/0000000862.html）。以下、その一部を紹介する。
●初心者のための健康ウォーキング教室【保健センター】
　初心者向けのウォーキング事業で、ウォーキングの基本を学び、ウォーキングの習慣化、生活

習慣改善へ向けてのきっかけづくりなどを目的として、実技やストレッチ、筋トレ、栄養の講義などを保健分野で実施している事業である。

●エクササイズウォーキング【教育委員会体育課】

筋力、柔軟性、テクニックなどを身につけ、3kmを30分で歩ける力の習得を目指し、フォームのチェックやストレッチ、筋力トレーニングなども取り入れ、運動習慣の形成を目的に教育分野で実施している総合的な運動事業である。

●各地域におけるウォーキング事業【地区行政センター・公民館】

関係団体等と連携し、地域の文化や自然、観光など、さまざまな地域資源とウォーキングを抱き合わせ、地域ならではの特色ある取り組みとして、観光・教育・まちづくりなどの分野で実施する事業である。

●観光・商業振興との連携事業【商工会議所】

飯能の名物づくり事業である「ザクロ祭り」や、各協力店を飲み歩き食べ歩く「はんのう路地グルメ」、市内が雛飾りで華やかに賑わう「ひな飾り展」など、飯能商工会議所および飯能商工会議所青年部が主催する観光・商業振興イベントである。これらの観光・商業施策とウォーキング施策のコラボにより、市外からも多くの参加者が集まる事業である。

●里山お散歩ツアー【エコツーリズム推進室】

飯能市では、平成16年度からエコツーリズムを推進しており、市民が地域の魅力を再発見するとともに、飯能市を訪れる方に地域の自然や歴史、生活文化を案内し、体験し、楽しんでいただくことを目的とした各種ツアーを実施している。この里山お散歩ツアーは、天覧山やその周辺の里山を散策しながら、自然や文化の魅力をガイドつきで案内する環境・観光分野の事業である。

●入間川源流探訪ウォーキング【水道業務課】

毎年6月1日～7日までの水道週間啓発事業の一環として、入間川の源泉（入間川の源）を訪れ、自然の素晴らしさを実感し、水源保護について考える水道・環境分野の事業である。

4 飯能市におけるウォーキングの取り組みの効果

ウォーキング人口の増加

飯能市におけるウォーキング人口の指標は、健康づくり市民アンケート調査（平成23年9月実施）における「1日30分以上のウォーキングを週3回以上行っている人の割合」を根拠としている。この調査結果を見ると、**図5**のグラフに示すとおり、平成19年の結果では22.5%であったが、平成23年の結果においては35.9%となり、単純比較で13.4ポイント増加した結果となっている。

飯能市の全人口約8万1,000人に平成23年の結果である35.9%を当てはめた約2万9,000人が現在の飯能市のウォーキング人口と位置づけられる。つまり、目標とする「ウォーキング人口3万人」まで残り1,000人程度に迫っている状況である。

分野を超えた多様な取り組みがその要因

　このようにウォーキング人口が増加したのは、前述したとおり、平成21年度から総合的、継続的にウォーキングの振興を進め、ウォーキングコースの整備をはじめ、ウォーキングマップ、「スゴ足手帳」の作成、「スゴ足イベント」の開催、インセンティブの設定、分野を超えた総合的な取り組みの推進など、関係機関や団体等の連携によって、市内の各地域においてさまざまな取り組みが進められたことが要因であろうと考えている。

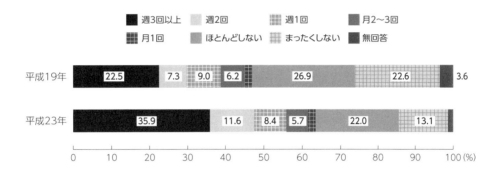

図5 健康づくり市民アンケート調査結果
「1日30分以上のウォーキングをどのくらい行っているか?」

活動を振り返って――

ウォーキング人口増加の要因

　平成20年の健康増進計画スタート年度における検討内容をはじめ、飯能市の取り組みの内容やその効果について紹介してきた。
　このうち、ウォーキング人口が大きく増加した要因については、健康づくり施策の運動の柱にウォーキングを掲げ、現在もウォーキングに特化した取り組みを進めていることのほかに、次の4点が大きいのではないかと考えている。

①市民との協働

　飯能市における健康づくり施策の運動の柱にウォーキングを掲げ、ウォーキング振興施策の検討・準備段階から多くの市民に参画いただいた。その結果として、ウォーキング人口を増加させるためにウォーキングしやすい環境をつくるには何が必要か、またウォーキングを振興することによって何が地域の活性化につながるかなど、さまざまな意見やアイデアをいただき、その内容を踏まえながら、市民との協働により取り組みを進めることができた。

②関係団体との連携

飯能市健康増進計画では毎年度、重点的に取り組みを推進することを目的として、重点事業実施計画を設定している。そしてそのなかに、「公民館(※)を中心とした地域の健康づくり事業の強化」を掲げており、公民館と地域の協働により、各地域ならではの健康づくり事業を推進することと定めている。このような背景のなかで、「スゴ足イベント」などの地域イベントの開催にあたって、地域の関係団体と公民館が非常に効果的な連携・協働関係を築いたことにより、地域ごとに特徴ある主体的な取り組みが生まれた。

※公民館は、平成24年度から地区行政センターに変更。

③健康づくり市民ワークショップ

飯能市では、飯能市健康増進計画の推進体制の一つに「健康づくり市民ワークショップ」を置いている（**写真6**）。この市民ワークショップは、健康づくりを推進するため、テーマにもとづき、市民と行政がともに課題を分析し、具体的な施策や市民活動などについて検討・提案等を行うほか、健康づくりの一体的な推進関係を強化することを目的としている。

平成22年10～12月に開催した「健康づくり市民ワークショップ」では、「ウォーキングを中心とした健康のまちづくりについて～ウォーキング人口3万人を目指して～」をテーマに掲げ、地区（9地区）ごとに、ウォーキングやその環境整備に関わる団体（地区体育協会、地区まちづくり推進委員会、ウォーキング倶楽部、体育指導委員）のほか、市内の企業や商店との連携を見据え、飯能商工会議所および飯能市商店街連盟からも委員を選出いただき、全3回の日程で開催した（飯能市ホームページ http://www.city.hanno.saitama.jp/0000002661.html）。

ここでは、ウォーキング人口拡大のためのアイデアや実現の可能性、効果や実現するための条件等について検討するとともに（**図6**）、委員はワークショップで出されたアイデアを各地域や所属団体へ持ち帰り、そのアイデアを実現するための実践役を担っていただいた。

これにより、関係機関や団体がWIN-WINな関係を築きながら、さまざまな地域資源が活用されたウォーキング関係事業を実施するなど、ワークショップで出た多くのアイデアが実現できただけでなく、ウォーキングを接着剤として地域や関係団体相互の新たな連携が創出された。

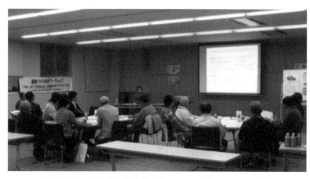

写真6　健康づくり市民ワークショップ

図6 市民ワークショップで議論したアイデアの実現可能性、効果性のマトリクス図

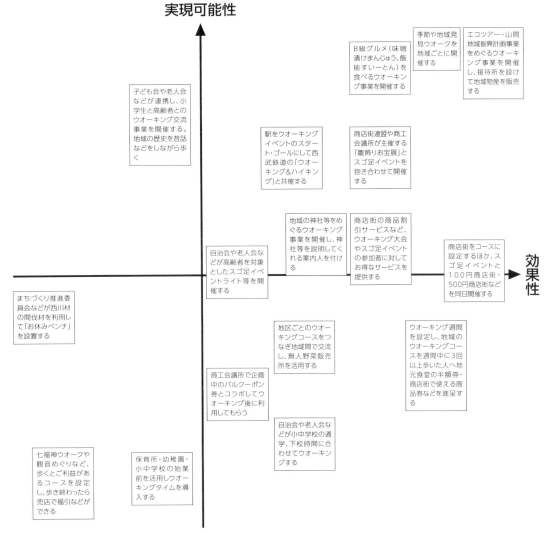

④健康のまちづくりフォーラム

　各地域における地域主体のウォーキングイベントやウォーキングコースづくりなどについて、広く情報を発信するとともに、ウォーキングを中心とした健康のまちづくりをさらに推進するため、平成23年12月に「健康のまちづくりフォーラム」を開催した（**写真7**）。

　このフォーラムでは、「ひろげよう！健康づくりムーブメント～ウォーキング人口3万人をめざして～」をテーマに基調講演および市民シンポジウムを

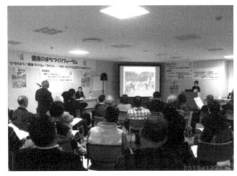

写真7　健康のまちづくりフォーラム

行った。市民シンポジウムでは、各地域の特徴的な取り組みについて関係団体の代表者に発表していただき、市内の多くのウォーキング関係団体などからの参加者も熱心に聞き入っていた。

当日は、地元テレビ局や新聞社の取材が入り、メディアを通じたＰＲが行われるとともに、参加者も各地域にアイデアを持ち帰り、それぞれの取り組みのさらなる充実を図ることができた（飯能市ホームページ http://www.city.hanno.saitama.jp/0000000868.html）。

「健康づくりは市民を主人公としたまちづくりである」

以上が、成功の要因であると考えている。

今後も、地域のウォーキング人口を増やすための地域環境づくり、インセンティブを拡大するなどの枠組みの充実により、ウォーキングを中心とした健康のまちづくりをさらに推進し、ウォーキング人口3万人の目標を達成できればと考えている。

また、平成25年3月に策定した飯能市健康のまちづくり計画では、食の取り組みの柱に"野菜"を掲げ、「野菜を3倍食べて、延ばそう健康寿命！」をスローガンに野菜摂取量の増加を目指して、新たな取り組みをスタートさせた。

これにより、ウォーキングと食育の連携による新たな枠組みづくりができることになり、飯能市における今後の健康のまちづくりのキーポイントができた。今後は、ウォーキングの振興と野菜の生産・販売・消費等の取り組みをつなげ、地域イベントのさらなる充実とともに、地域の特色を活かした新たな枠組みについても検討し、ウォーキングと野菜を柱とした飯能市ならではの取り組みを実現させたいと考えている。

「健康づくりは市民を主人公としたまちづくりである」

これは、飯能市の健康づくり施策のスタート年度に「健康・体力づくり飯能市民会議」において発信した言葉である。

市民が考えた地域活動、環境づくり、組織や集団など、ウォーキングを中心とした健康のまちづくりにおいて市民が築いた土台・枠組みを活かして、今後も市民、地域、関係団体、行政の連携による健康のまちづくりを推進していきたい。

健康社会学研究会からのコメント

東洋大学ライフデザイン学部　齊藤恭平

　本件は、私自身も共同執筆者でもあるので、コメントする立場としては不適切ではあるのだが、極力、第三者的な視点で記述することを前提として、コメントをさせていただく。
　健康日本21の策定以降、各市区町村は健康増進計画を策定し、さまざまな健康づくり事業を実践している。このような計画のなかには「関係団体との協働」や「住民参加・参画」という文言が多く使用されているが、ともするとこれらの表現は、行政が計画のなかで一般的に使用する行政用語として、いたずらに使用されている場合が多く、実際に具体的な住民参加や関係団体との協働が実践されている例は、少ないように感じている。
　そのようななか、ウォーキングに関する飯能市の取り組みは、具体的な住民参加や関係団体との協働を演出した活動として評価できる。とくに、健康増進計画の推進体制のなかで、実際の協働事業を創造するための組織として「健康づくり市民ワークショップ」を設置した意義が大きく、この組織が協働のきっかけとなるプロジェクト案や人間関係をつくり出している点は、注目に値する。またこの組織は、商工会や地域団体など保健分野以外の関係団体の関係者も含めており、ヘルスプロモーションの考え方において必要とされる部門の縦割を越えた分野間協力の体制を築くことに有意義に機能したと考えられる。
　このような保健分野以外の関係団体を巻き込んだことによるウォーキングの推進効果は高く、たった数年間で人口8万人程度の市で1万人以上もウォーキング実施者が増加している。これは、まさに驚くべき効果である。
　とにかく、市長の「ウォーキング人口3万人宣言」にはじまり、コースの設定、イベントの積極的な開催、ウォーカーへのインセンティブ、記録媒体の提供など、地域全体がウォーキングの推進に向けて一体となったプロモーションを行った効果である、と思われる。

第2部 「5つの活動」の展開例

第3章 地域活動の強化

1 地域住民による高齢者のヘルスプロモーション活動

東洋大学ライフデザイン学部　齊藤恭平
神奈川工科大学看護学部　佐藤美由紀

1 北海道今金町のボトムアップ的な高齢者の健康づくり

近年、高齢者施策において、健康づくりの重要性が高まっている。高齢者の健康づくりは、身体活動を主体とした介護予防的なものだけでなく、社会活動や社会参加を促しながら、高齢者が自身の能力や役割を地域で発揮し、その結果として、健康状況をつくり上げるといったヘルスプロモーション活動として展開されることが重要であると考える。

本稿では、北海道今金町(いまかね)をフィールドとした高齢者のヘルスプロモーション活動のプロセスを紹介する。ここで実施されているヘルスプロモーション活動は、専門家や行政がトップダウン的に設定したものではなく、当事者である地域住民が「話し」「考え」「悩む」といったプロセスのなかで、ボトムアップ的に企画・運営されたものである。

昨今、弱体化が指摘されている地域組織（自治会や町内会）には、改めてこのようなヘルスプロモーション活動を通じた活性化や再組織化が必要であると考える。

2 今金町における対象地区の概要

北海道今金町は、渡島半島の中央部に位置しており、札幌市から約180km、函館市から約120kmの道南圏に位置している。基幹産業は農業で、内陸性気候を活かし、男爵いも、米、大豆、軟白長ネギ、大根など、評価の高い良質の農産物を生産しており、乳用牛や肉牛などの育成

も盛んな地域である。

内陸性気候のため、夏は気温が30℃を超えることも多く、初夏には道内最高気温を記録することが度々ある。冬は季節風が強く、積雪も200cmを超えるなど特別豪雪地帯に指定されているが、道内では比較的温暖な気候の地域である。また、町内の約8割が山林で占められており、数多くの野鳥はもちろん、ヒグマやエゾシカ、タヌキやテンなどの野生動物、北限に近いブナの原生林などがいたるところで見られる自然豊かな地域である。

この取り組みが実施されはじめた当時（平成17年）の人口は6,466人で高齢化率は28.7％（現在：平成25年3月末は5,780人）と全国平均よりも高く、高齢者の独居率も高い。高齢社会に関わるさまざまな問題が表面化している町である。

ここで紹介する活動は、今金町内の大和、南栄、種川の3つの地区（自治会・町内会）で行った。選定の際には、町保健師に対して、地区内の特性や人材、地域活動、人間関係等をヒアリングし、地区への接近性や、ヘルスプロモーション活動設定の可能性を考慮し、決定した（**表1**）。

表1　対象地区の概容

	大和地区	南栄地区	種川地区
住民数	624人（男296人　女328人）	382人（男179人　女203人）	317人（男158人　女159人）
65歳以上数	156人（男68人　女88人） 25.0％	97人（男45人　女52人） 25.4％	123人（男54人　女69人） 38.8％
地区の特徴	町の中央北西部市街地に位置しており、世帯数も住民数も町内で一番多い地区である。一戸建てが多い地区と公営住宅の多い地区に分けられる。この地区間での人的交流は、あまり見られない。 　子ども会活動が盛んである。ふれあい事業として踊りやカラオケの教室が実施されている。 　コミュニティーとしてのまとまり感や帰属意識は低い。	町の中央部市街地に位置している。町営住宅が中心にあり、高齢化率が高い。母子家庭が多い、労働者が多い、公務員が多いなどの特徴を持つ。 　婦人会の活動は、比較的活発である。自治会組織が存在しており、子ども会活動も盛んである。 　さまざまな町のイベントや事業の先駆的な動きをしてきた地区である。	町の東部にあり、市街地から農村部の境目に位置する。高齢化率は非常に高い。自治会や婦人会による青空市やパークゴルフ、ステップダンスなどの活動が活発である。 　老人会は、後期高齢者が多く、活動は停滞気味である。地区内に特別養護老人ホームがあり、この施設関連のボランティア活動が見られる。 　中央に小学校もあり、学校行事やＰＴＡ活動にも地域が参加する雰囲気を持った地区である。
対象 選定理由	高学歴の人が比較的多く、個人的な趣味や学習を楽しむ住民が多い。 　このような活動を役割として設定することが期待できる。	婦人会の活動が活発で、高齢者の役割設定に協力体制をつくることが期待できる。 　また、高齢者自体も多く、役割設定の必要性が多くある。	特別養護老人ホームがあり、ボランティアがなじみやすい地区である。 　小学校と地域の壁が低く、高齢者と小学生の世代間交流などさまざまな内容が期待できる。

3 高齢者の役割に関する全町調査の実施とその結果の概要

高齢者に対する具体的なヘルスプロモーション活動を地区ごとに設定するための基礎資料を得ることを目的として、取り組み前に調査を実施した。調査は、町内すべての高齢者（施設入所者は除く）に対して郵送・自記式で行い（配布数＝916、回収数＝858、回収率＝93.7％）、高齢者

の職業労働や家事労働、交友状況、学習・趣味活動、奉仕活動、社会参加、リーダーなどの内容について調査した。

高齢者の社会活動の実態

　高齢者のうち、パートやアルバイトを含め、職業に従事している者は22.5％であり、その半数以上（58.1％）が農林水産関係の職業であった。家事労働では、5割以上の高齢者が「庭・花壇・菜園の管理」「掃除」「ごみ捨てやごみ処理」「洗濯」「食事のしたく」「神棚や仏壇の管理」「近所付き合い」を実施していることがわかった。

　友人数の平均数は2.03人であるが、最大で50人と回答した者がいる一方、友人がいないという回答も見られた。

　学習・趣味活動では、「パークゴルフ」「温泉めぐり・旅行」「押し花・ちぎり絵・パッチワーク・手芸」などの回答が見られた。奉仕活動では、「公園整備・花壇手入れ」「農作業」「地域や河川の清掃」が上位回答されていた。社会参加の平均数は1.80であり、「老人会・高齢者団体」「地域文化や祭関連団体」が上位回答されていた。役員などリーダーの平均数は0.36であり、「老人会・高齢者団体」「町内会・自治会」「宗教関連団体・檀家」で活躍している方が多かった。

　また、これらの内容のうち、男女間で差があったのは、職業労働や家事労働、奉仕活動、社会参加であった。年齢別に差が認められたのも、同様の項目であった。一方、市街地と農村地区間で差が認められたのは、職業労働、学習・趣味活動、奉仕活動、社会参加であった。家族形態別にも、若干の差が認められた。

高齢者が希望する社会活動

　高齢者に希望する社会活動の内容を調査したところ、職業労働では、「農業・農作業・畜産関係」「林業」「介護・福祉関係」が多かった。家事労働では、「食事のしたく」「庭・花壇・菜園の管理」「清掃」が上位の項目として挙がっていた。

　しかし、いずれも1割程度の回答であったことから、職業労働や家事労働といった設定では、高齢者が希望するヘルスプロモーション活動にならないことが予想された。

　一方、学習・趣味活動では、「パークゴルフ」や「スポーツ一般」「園芸・花壇づくり・植木」の回答が多かった。奉仕活動では、「公園整備・花壇手入れ」と「介護・高齢者福祉」「地域や河川の清掃」が上位に示された。これらは、多くの高齢者から得られた回答であり、学習活動や趣味活動が高齢者の希望するヘルスプロモーション活動として可能性が高いことが把握できた。

4 地区への介入プロセスと設定された活動

　地区担当の保健師から自治会長を通じて、各地区への介入についての了承を得た後、平成17年4月以降に自治会・町内会役員や民生委員、婦人会役員、老人会役員、小学校校長・教頭、地域サポーター（役場職員）、保健福祉課職員などを構成員とするワークショップ【唱道】を数回繰

り返した。

　ワークショップでは、事前に実施した調査の結果をわかりやすく説明し、また同時に自治会の特性や高齢化の現状などを伝え、地区に受け入れられやすく定着しそうな社会活動をテーマに話し合いを持った。ワークショップから得られたデータは、保健福祉課職員で優先順位や実現可能性の観点から整理し、地区に設定する活動案としてフィードバックした。

　ワークショップの進行技法としては、日比野らが提唱するブレイクスルー思考に示されている会議ルールを用いて、岩永らの地域づくり型保健活動の手法を援用し、質的なデータの整理にはＫＪ法等を使用した。ファシリテートは研究者側が担当し、町の保健福祉課職員はグループワークにおける各グループの司会や記録役を担当した。

　各地区とも、フィードバックした活動案に関しては、同様の進行方法のワークショップを何度か実施して、活動案からはじまり、その活動を地域に設定するための具体的方策へと段階的に話し合いの機会を持った。また、できる限り地域のさまざまな人的資源を動員し、その都度、参加メンバーを変えながら、具体的な活動の設定に至るまで根気強くトライアンギュレーションを繰り返した（図1）。一方、地区の役員や地域のキーパーソンに対しては、保健師などの行政関係者や研究者側から、活動を立ち上げるためのモチベーションを高める支援【能力形成】を繰り返し行った。

　これらの結果、大和地区では「教える・学ぶ」といった活動が設定され、「寺子屋やまと」という学習会が企画された。また南栄地区では、環境整備に関する活動が設定され、「花いっぱい運動」と名づけられた事業が企画された。種川地区では、ボランティアの客体と主体に分かれた活動が設定され「おたがいさま種川」と呼ばれる地域連携事業が企画された。

図1　地区への介入プロセス

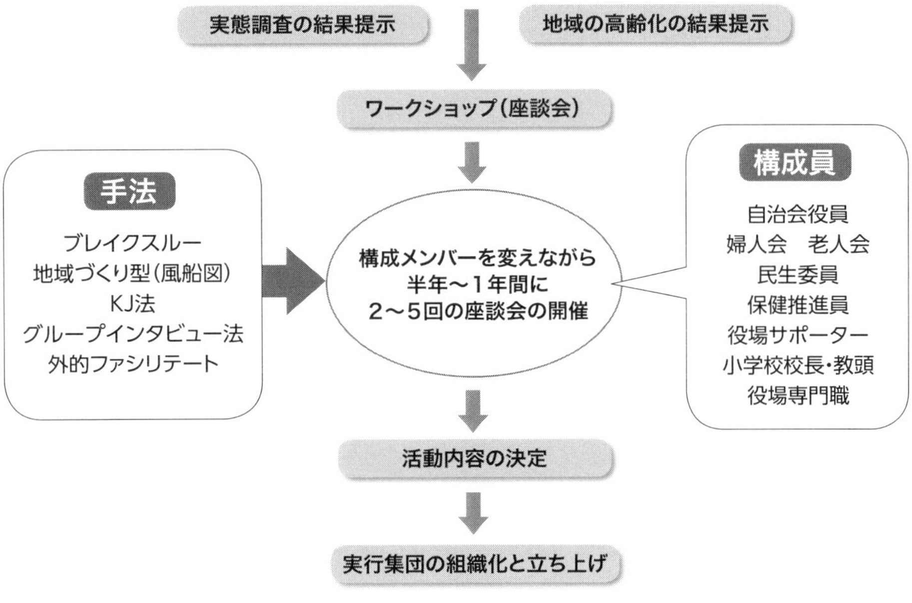

5 各地区における活動の内容とその効果

大和地区の活動

学習活動を中心とした「寺子屋やまと」

「寺子屋やまと」は、企画から実施まで比較的、時間を要せずに実施に至った。この地区では、企画された年度の12月から3月まで月2回ペースで計9回、学習活動を実施した。参加者は42人（うち65歳以上は30人）である。なお、寺子屋事業の具体的なプログラムは、**表2**に示したとおりである。

この学習活動は、地域住民による準備・運営を基本としたが、住民から依頼された内容に関しては、町の保健福祉課職員や研究者側からのサポート【パートナー】も行った。

同時に、この学習活動による健康への影響を把握するため、大和地区の高齢者を対象として、

表2「寺小屋やまと」の予定表

11月末～3月末（月2回　月曜日　全9回）　場所:西部会館　1単位:1時間

	月日	時間		内容	単位	担当
第1回	11月28日	13:30	開校式	健康相談	0.5	行政
		～		挨拶	0.5	会長
		15:30		寺小屋説明	1	研究者
				アトラクション（演歌バンドの予定）		実行委員
第2回	12月5日	13:30	工作	クリスマスリースを作ろう！	2	Kさん
		～15:30				
第3回	12月19日	13:30	家庭科	年越しそばを作ろう！（そばうち）	2	Tさん
		～15:30				
第4回	1月16日	13:30	体育	腰痛・肩こりリフレッシュ講座	1	Sさん
		～15:30	英語	ロジャーと簡単英会話	1	Rさん
第5回	1月30日	13:30	音楽	みんなで歌おう（コーラス）	1	未定
		～15:30	国語・算数	脳活性化教室	1	行政
第6回	2月13日	13:30		未定（行政との懇談会）		
		～15:30				
第7回	2月27日	13:30	家庭科	本格オムレツを作ろう！	2	外部講師
		～15:30		（調理室）		
第8回	3月13日	13:30	美術	フラワーアレンジメント	2	Kさん
		～15:30				
第9回	3月27日	13:30	家庭科	手打ちうどんを作ろう！（うどんパーティー）	2	Kさん
		～15:30	閉校式	未定		

参加者と非参加者それぞれに対して健康関連指標の調査を実施した。調査は、学習活動の前と活動中の2回実施した。その結果、**図2、3**に代表されるように、参加者と非参加者の比較では、健康度をはじめとして、生活機能やQOL、うつの度合いなど、いずれも参加者のほうが改善し、低下しない傾向が見られる結果が示された。

　大和地区では、翌年度以降もこの学習活動を継続させている。当初は、自治会保健福祉部が中心となり、行政の支援も受けながら実施していたが、現在は1人当たり1回数百円を徴収し、参加者の要望を講座の内容に反映するなど、独自の実施形態で運営が継続されている。行政の手厚い支援から離れ、高齢者が中心となって自主的に運営する活動となっているようである。

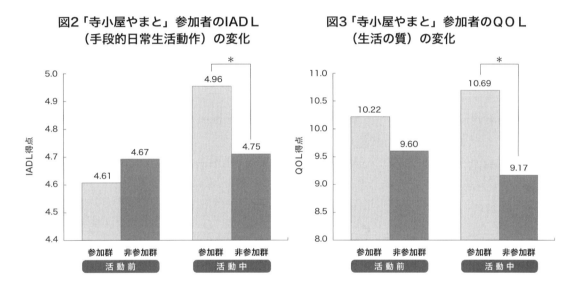

南栄地区の活動

花壇の整備を行う「渡る世間は花ばかり運動」

　南栄地区では、企画された次年度より、環境整備に関する活動が設定された。「渡る世間は花ばかり運動」と称したその活動は、地区のメインストリートや会館の花壇の整備活動を中心としたものであった。

　南栄地区は、従来より事業やイベントの多い地区であり、自治会役員から負担増を懸念する意見があったため、保健福祉課職員から、地区の新規の活動ではなく、これまでの地区の会館の花壇整備活動を拡大させるようなイメージである旨を説明し、負担感を緩和させた【**唱道／地域活動の強化**】。

　この活動を開始したことにより、花に興味を持ち、花壇整備に協力する高齢者が増えるという成果が、関係者の会話やアンケートから質的に確認されている。

　また、「渡る世間は花ばかり運動」をきっかけとして、同じ時期より「語りべ南栄広場」という交流の場が設定され、高齢者が月1回、地区の会館に集い、語らい、体操、合唱、レクリエーションなどを通じて交流を深めている。同時に、保健師による血圧測定なども実施されており、

この地域の高齢者の健康管理やソーシャルキャピタルを拡大する役割を果たしている。

種川地区の活動

資源マップづくりと地域交流を目指した「おたがいさま種川」

　種川地区は、今金町郊外の農村地区であり、地域が広く住居の点在が目立つ地域である。高齢化率が高く、独居の率も高い。一方で、各家の距離はあるものの、近所が顔見知りであり、地域としての関係性は強い。

　こうした地域の特性を基本として、この地域では「おたがいさま種川」というマップ作成【健康を支援する環境づくり】が実施された。このマップは、地区の地図上にそれぞれの家の人ができるボランティアの内容を記すもので、ボランティア活動を通じた地域交流を目的とした。残念ながら、このマップの活用方法が不明瞭であったために、住民による活発な活用には至らなかったが、結果として、地区の関係者や役場職員が地域を知るきっかけとなった。

　またこの地域では、マップの作成プロセスをきっかけとして、そば打ち、百人一首、お茶会、温泉入浴会といったレクリエーション会が実施されるようになり、最初こそ参加に遠慮がちな高齢者が多かったものの、地区の関係者の声掛けや工夫もあって、年間250人以上も参加する活動になっている。

　現在は、この集まりに「おたがいさま種川」といった名前がつけられ、地域の高齢者と食事やレクリエーションを楽しむといった交流事業として定着している。

活動を振り返って——

■キーパーソンとの関係性、外部資源の導入

　各地区とも、このような活動を企画・実施する際には、まずキーパーソンを見つけ出すことが必要であった。また、そのキーパーソンである高齢者自身が主体となって活動を実施していく体制を整え、組織化することも必要となる。

　行政職員は、そのキーパーソンと良好な関係を築きながら、活動に対するモチベーションを保つよう支援することが大切である【パートナー】。状況に応じて、地域活動の専門家や研究者など、行政以外の人的資源を導入した助言やサポートが効果的な場合もあり、行政職員として言いにくい内容等については、そのような専門家に代弁してもらうなどの工夫も必要である。

■多様な資源の活用、理念や意義の粘り強い主張

　また地区内には、さまざまな資源（人、組織、場所、既存の事業など）が存在しており、そのような資源を有効に活用することも、重要な考え方の一つである【能力形成】。例えば、地区内に婦人会など実行力のある組織がある場合には、その組織を活動運営の中心的存在にするとか、

地区に活発な事業があれば、それに相乗りする形で高齢者の活動を展開させるといった工夫が必要である。

しかし、人や組織、地域は個性を持った存在なので、一つの地域で成功した活動やその支援方法がほかの地域でも同様に成功するとは限らない。そのような意味から、まず行政職員は、高齢者のヘルスプロモーション活動の重要性を粘り強く主張し、地域や関係者を説得することが必要である【唱道】。また、住民に対しては、行政サービスの限界を提示し、住民が主体となった活動の重要性を認識してもらうよう働きかけることが大切である。

■ソーシャルキャピタル、高齢者の生産的な活動の創造

高齢者人口が全人口の3割に近づこうとしている現在、認知症高齢者や寝たきり等への対策に加えて、高齢者の活力や生産性の促進が急務の課題となっている。これまでの高齢者保健福祉に関する国の施策においても、元気高齢者づくりが施策の中心として位置づけられており、介護サービスの充実とともに、その健康づくりや生きがいづくりが積極的に推進されている。

そうしたなか、最近では地域の高齢者ヘルスプロモーション活動として、運動（身体活動）にこだわらず、社会参加や社会活動を促進する試みが注目されている。以前から、人間関係や社会的ネットワークが生命予後と関係することや、ソーシャルキャピタルが健康と関係することは明らかになっており、そうした社会的な要素と健康との関係が注目されているが、とくに高齢者に関しては、社会参加や社会活動が生命予後に好影響をもたらすことや、生活機能の維持および主観的QOLの向上と密接に関連することが数多く示されている。それらに加えて、最近ではボランティア活動や学習活動が高齢者の健康と密接に関係することも示されているので、当然の流れとも言える。

これらのことより、とくに高齢者のヘルスプロモーション活動においては、身体的な取り組みに加え、社会的、地域的、人間関係的な接近性が有効であると考えられる。

しかし現在は、町内会や自治会などの地区組織の力が弱体化しており、コミュニティそのものの崩壊が指摘されており、地域的なつながりが希薄になるなかで、高齢者のヘルスプロモーション活動に結びつく地域の人的、組織的資源やパワーが減少する方向へと進んでいる。

こうした問題や課題を解決するためにも、町内会や自治会といった地区組織においては、地域の抱えているさまざまな課題を共有しながら、その活動内容を再編成し、強化していくことが急務である。すなわち、地域全体で高齢者の生産的な活動について話し合い、自ら創造することが、高齢者のヘルスプロモーション活動につながるわけである。

一方、国や行政は、このような活動が地域に定着するための法や条例、また財政的基盤の整備を急ぐべきであり、政治家や行政職員はこのような動きに対する働きかけを積極的に行うべきであろう。

＊この取り組みは、厚生労働科学研究費補助金（長寿科学総合研究事業：研究事業名「高齢者の役割の創造による社会活動の推進およびQOLの向上に関する総合的研究」、研究代表者：芳賀 博）によるものである。また、この活動の経緯に関しての詳細は、損保ジャパン総合研究所の「ディジーズ・マネジメント・レポーター」にも取り上げられている。

健康社会学研究会からのコメント

日本女子体育大学体育学部　助友裕子

　平均寿命の伸長とともに、少子高齢化傾向が諸外国に例を見ないスピードで進展しているわが国では、急速な高齢社会を迎えている。今もなお、この傾向は進んでおり、人類がかつて経験したことのない時代が到来している。

　本稿の著者らも指摘しているように、従来の高齢者の健康づくりは、ADL（日常生活動作）をはじめとした身体活動指標によって、その評価がなされてきたが、ヘルスプロモーションの観点においては、それらの健康指標に影響を及ぼした活動のプロセスを明らかにすることが有用である。

　そのため本稿の著者らは、社会科学的な発想にもとづいたヘルスプロモーションの視点に立ち、社会規範（social norm）の変容に着目した介入を行っている。全国平均よりも高齢化率が高い地域における試みである当該事例は、今後ますます高齢化が進むわが国において先進的な事例となるであろう。

　地域は、多様である。本事例の舞台となった今金町は、人口約6,500人の小さな自治体規模と言えるが、そのなかでもさらに3地区（大和、南栄、種川）において、事前調査を行った上で、パイロットスタディを実施している。そのことにより、ヘルスプロモーション活動がより「文化的ニーズ」に応えるものとなっており、その有用性を実証している。

　本事例は、ヘルスプロモーションの5つの活動のなかの【地域活動の強化】に焦点を当てて紹介されているが、同時に【ヘルスサービスの方向転換】と有機的連携を図った取り組みでもあると言えよう。そして注目すべきは、地域診断が住民の家事労働、交友状況、学習・趣味活動、奉仕活動、社会参加、リーダーなどの社会的決定要因（social determinants）を中心とした調査内容で実施されていた点である。

　加えて、当該調査は「文化的ニーズ」をとらえるものであると同時に、【健康を支援する環境づくり】を検討するための【投資】としても位置づけることができるものと思われる。

　本事例の今後の課題は、研究班の介入事業レベルから、自治体の【健康的な公共政策づくり】に事業として位置づけられ、その成果を定期的にモニタリングできるか否か、にあると考えられる。それを継続するためには、保健福祉課職員をはじめとする役場職員が異動することを見据えた上で、自治会・町内会役員や民生委員、婦人会役員、老人会役員といった既存の住民組織を動員し、小学校校長や教頭を巻き込んだ小学校区単位での地区規模で事業展開することが必要であろう。

　ヘルスプロモーション活動を実施してきた本事例の発展が今後も期待される。

[参考文献]
- 藤原佳典，西真理子，渡辺直紀，他．都市部高齢者による世代間交流型ヘルスプロモーションプログラム－REPRINTSの1年間の歩みと短期的効果－．日本公衆衛生雑誌．2006；53：702-714．
- 湯浅資之，西田美佐，中原俊隆．ソーシャル・キャピタル概念のヘルスプロモーション活動への導入に関する検討．日本公衆衛生雑誌．2006；53：465-470．
- Kawauchi I, Kennedy BP, Glass R. Social capital and self-rated health. Contextual analysis.Am J Public Health. 1999, 89：1187-1193.
- Kawauchi I, Kennedy BP, Lochner R, et al. Social capital, income inequality, and motality. Am J Public health. 1997；87：1491-1498.
- 日比野省三，岩永俊博，吉田浩二．保健活動のブレイクスルー．東京医学書院，1999．30-71．
- 岩永俊博．地域づくり型保健活動のすすめ．東京：医学書院，1995．79-108．
- 株式会社損保ジャパン総合研究所．北海道今金町における在宅高齢者の役割設定事業の取り組み事例調査．ディジーズ・マネジメント・レポーター．2009；15：1-9．
- 齊藤恭平，佐藤美由紀，芳賀博．北海道I町における在宅高齢者の日常役割と健康状態との関連．東洋大学ライフデザイン研究．2008；4：165-178．
- 佐藤美由紀，齊藤恭平，芳賀博．住民主体の「高齢者ささえあい地図」づくりをとおした地域のエンパワメントとその支援.保健師ジャーナル．2009；55 (3)：224-232．
- 齊藤恭平，佐藤美由紀，芳賀博．地域在宅高齢者に対する参加型学習活動の設定と健康度やQOLへの効果．東洋大学ライフデザイン研究．2011；7：213-222．

第2部 「5つの活動」の展開例

第3章 地域活動の強化

2 小中学校における薬物乱用防止プログラムの実践と地域との連携

文化学園大学現代文化学部　杉田秀二郎

1 大学生が担う薬物乱用防止教育の試み

　さまざまな薬物が出回る現代において薬物乱用防止は、社会の大きな課題である。そのため、学校における健康教育の一つとして、専門家による薬物乱用防止教育の必要性が言われている。そうしたなか、専門家の役割を大学生が担うプログラム（知識の獲得、望ましい態度の形成、ロールプレイによる断り方の練習）を考案し、実施した。

　その際に重要であったのは、小中学校等と大学をつなぐコーディネーター役であり、その存在は「地域活動の強化」にも役立つと考えられた。言うまでもないが、小中学校と専門家（大学等の地域資源）、そして地域（団体）がそれぞれ積極的に関わろうとすることが何より重要である。

2 薬物乱用に関するさまざまな心理的要因

好奇心、面白半分…特別な人たちのものではない

　日本では現在、薬物乱用が広がっている。とくに低年齢化と一般層への広がりが危惧されている。また最近では、「脱法ハーブ」のように新たな薬物（「危険ドラッグ」と称されるようになった）が出回るなどしていることから、有害薬物を取り締まる、いわゆる薬物五法による薬物の規制の面での対策とともに、いかに使用しないか、という面での対策が急がれている。

薬物については、覚醒剤などを暴力団関係者が乱用しているイメージがあり、近年でも特別な人たちが乱用するものと思われているケースが少なくない。しかし実際には、薬物を使用する心理的要因として、「好奇心」「面白半分」「学校や家庭が面白くないから」「ダイエットのため」「疲れを癒すため」「本などの情報で薬物のことを知ったから」（いずれも、薬物を使ってみたいと思ったことがある高校生を対象とした調査で回答率が10％を超えたもの）[1]などが挙げられるように、必ずしも特別な人たちのものではない。また、より根元的な心理として、自己不全感、自信のなさと依存傾向、自分の意思を伝えられないなどの側面も作用している。

理想的な人生を歩んでいても心のバランスを崩し…

このほか、なぜ薬物を乱用するに至ったかという経緯を記した具体例としては、水谷[2]、鈴木[3]らの報告があるが、それらを読むと、薬物乱用の背景には家族関係や交友関係が深く影響していることがわかる。例えば、家族関係が原因で使い始める場合もあるし、一度やめても薬物仲間からの誘惑から逃れられずに再び使い始めるケースもある。

また、元薬物乱用者の実体験によれば、人間関係に問題がないどころか、むしろ理想的な人生を歩んでいると思われるような人が、人の気持ちに応えたいという思いと人任せの自分という間でバランスを崩し、そこにちょっとしたプライドが加わって、ある薬物を「いらない」と言えずに使い始めたという例や、いじめを受けて不登校になったものの理由を言えず、いじめる側に加わったことから少しずつ薬物に近づいていった例など、薬物乱用のきっかけには、さまざまな形で心理的要因が関わっていることがわかる。

このように薬物乱用は、決して特殊な人の問題ではない。

3 健康心理学とヘルスプロモーション

予防にもつながる健康心理学

ここで、少し健康教育について触れておきたい。

健康教育と言うと、知識の伝達と思われがちであるが、本稿では健康学習と同じ意味で用いている。健康教育においては、よりよく生きる技能であるライフスキル、すなわちセルフエスティーム（自己肯定感、自尊感情、肯定的自己概念とほぼ同じ）を根底に、目標設定スキル、意思決定スキル、（自己主張的）コミュニケーションスキル、ストレスマネジメントスキルを身につけ、予防的な行動をとれるようにすることが目標である。

また、前述のように問題行動の背景には心の問題がある、という認識が広まってきている近年においては、健康心理学的視点も重要である。誰もがちょっとしたきっかけで心身の不調に陥る危険性がある現代においては、普通の人々を対象とした心身の成長を目指す視点が必要である。個人の持っているよい部分、能力を伸ばすということは、ライフスキルの考え方と重なる部分も多く、予防にもつながる健康心理学の特徴でもある。

心理的要因を把握すれば可能になる効果的な介入

　一方、薬物乱用の社会・環境的要因としては、個人が薬物に触れる機会があるか否かという点で考えた場合、薬物の使用を誘ってくる人物がいるか、入手することが可能か、実際に使用する場があるか、などが挙げられる。これらは一般に、非行の発生機序としても知られている。

　これらへの対策としては、ヘルスプロモーションの考え方[4]にもとづいて、個人の支援と社会における環境整備を併せて進めていく必要がある。これは、個人の行動変容を促し、集団や社会の改善を目指していく際に適用できるものである。単に概念的にだけではなく、現にヘルスプロモーションの一手法であるプリシード・プロシードモデル[5]に沿って、薬物使用の行動に関わる心理的要因の説明がなされている[6]。

　それはすなわち、プリシード・プロシードモデルの第4段階「教育・組織診断」における、知識や態度、価値観などの動機づけに関わる要因（準備要因）、誘われたときの対処方法や意思決定、コミュニケーションスキルなど動機を行動へと結びつける要因（実現要因）、友人・家族・教師の行動や態度、地域や社会全体の雰囲気といった行動の継続に関わる要因（強化要因）である（**図1**）。

　図1のように、行動に至る心理プロセスを、①行動する前の準備状態、②行動に踏み出すきっかけ、③行動の継続に関わる要因の3要因に分ければ、対象者がどの要因において、どのような状態にあるかがわかれば、そこに向けたアプローチを効果的に行うことができる。そうすることによって、一般的な「危ない行動はやめよう」ではなく、例えば薬物を使用するおそれのある子どもがいた場合に、それは知識不足からくるものなのか、上手に断ることが困難であるからなのか、あるいは友人など実際に使っている者が身近にいるからなのか、というように問題を整理し、より的確で有効な介入ができるようになる。

図1 青少年の薬物乱用行動に関わる要因

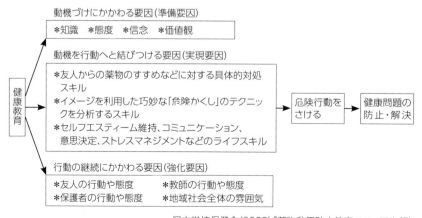

日本学校保健会（2002）『薬物乱用防止教室マニュアル』改

4 学校における薬物乱用防止プログラムの実際

素直に話を聞ける大学生が講師役・進行役

　筆者が所属する文化学園大学（旧文化女子大学）現代文化学部応用健康心理学科では2003年から、近隣の小中学校で大学生による薬物乱用防止のためのセーフティ教室の支援を行っており、2013年度までの11年間で延べ29校にこれを実施している。

　対象は小学1年生から中学2年生までの各学年（最も多いのは小学6年生）で、受講者は延べ約2,800人を数える。なお、2003年に初めてこの授業を受けた小学6年生約100人は、2014年現在、23歳になっている。

　通常、学校における薬物乱用防止教室としては、警察官や薬剤師による講義形式のものが多いが、このプログラムでは、大学生が数多く参加していることが特徴である。その理由は、健康に関する地域の自主団体（後述）とある小学校長と打ち合わせをした際に、大学生が小中学校において子どもの健康づくり（とくに薬物乱用防止）のために何かできることがないかを話し合ったところ、親や教員の世代よりも、大学生のほうが心理的な距離が近く、受け入れられやすいと判断されたからである。

　つまり、教員も含めた大人は親に近い世代であり、思春期の子どもたちから「親が言っている」と捉えられてしまえば、その時点で話を聞かなくなってしまい、率直に話し合う環境がつくれない。しかし大学生であれば、小中学生にとっても年齢が近く、しかも教師などと異なって評価をしない立場であるため、受容されやすい。そのことにより、より率直な声を聞くことができると考えられたのである。

　また、このセーフティ教室では、グループ形式を採用している。その理由は、グループになったときに小中学生が自己紹介などをすることによって、不特定多数への講義ではなく、自分自身も関わっている、という意識が高まることを期待したからである。

望ましい態度の形成を促す、ロールプレイを含むプログラム

　このような理由から、プログラムの内容についても、趣旨に合わせて、大学生ができるだけ小中学生に接することができるように工夫した。

　対象者の学年や、保健の授業で薬物乱用防止についてその時点で習っているかなどによって、いくらか内容は異なるが、基本的な構成は、①全体でのビデオ視聴（あるいはグループでの教材による学習）、②グループに分かれての話し合い、③グループでのロールプレイである。つまり、ビデオを試聴する場合以外はグループでの活動が中心で、その際に小中学生と接するのは大学生となる。小中学校および大学の教員は、注意が逸れた子どもたちに対し、集中するように促すようなサポートは行うが、グループ内での進行は基本的に大学生に任されている。

　なお、このプログラムは結果として、健康教育の基本的モデルの一つであるKAPモデル、すなわち「知識（Knowledge）」「態度（Attitude）」「実践（Practice）」を応用したものになって

いた。KAPモデルとは、正しい知識を与えれば、望ましい態度も形成され、実践に移されるだろうということを期待するものであるが、これに対し、本セーフティ教室では、正しい知識を与えるだけではなく、大学生との話し合いを通して、知識が正しく理解されているかを確認し、望ましい態度が形成されるように促し、薬物使用への誘いを断るロールプレイまでを実体験する、というプログラムとなっている。

ロールプレイでは、さまざまな断り方を伝えることに加えて、誘う側の設定を見知らぬ大人、部活動の先輩、同級生などと変えていき、それぞれに対し、児童生徒全員が断る技術を練習できるように構成している。通常、8人前後で構成される児童生徒のグループに、二人一組となった大学生がファシリテーターとして加わり、進行と、ロールプレイでは「誘う役」を担当する。

距離を詰められた際の感情や身体的経験も実体験

この進行における部分で鍵となるのは、大学生が事前にカウンセリングの基本技能である「傾聴」「受容」「共感」を学んでいることである。

もちろん、大学生は専門のカウンセラーと同じレベルにあるとは言えないが、批判せずにまず相手の言うことに耳を傾け、気持ちを受け止め、相手の心情を思いやろうとする。薬物使用に関しては当然、毅然とした態度で臨むことが大切であり、例えば薬物に興味を持っていたり使ってみたいと言ったりすることをむやみに支持するようなことはしない。ただ、いきなり否定するのではなく、なぜ興味を持つのか、なぜそのような発言をするのか、という理由や背景を考えて、コミュニケーションを取ることによって相手を理解するように心掛けている。それにより、児童生徒も自分自身を顧みることにつながると考えられる。

またロールプレイには、楽しみながら参加意欲を高めるという利点があるのだが、本プログラムでは、単に断るための言い方だけではなく、自分（小中学生）より背の高い相手に声を掛けられたり、距離を縮められたりしたときの感情や身体的経験（上から見下ろされたり、肩を掴まれたりなど）も含まれており、それも特徴となっている。

実際、実施後の小学生の感想には、「（話し合いの時点で断り方は伝えられているので）簡単に断ることができると思っていたが、ロールプレイで実際に大学生と向き合ってみると、緊張したり、圧力を感じたりして、習ったように上手に断ることができなかった」という声も少なくなかった。この感想から、ロールプレイを実際に行うことによって、断るむずかしさを実感することができた、と考えられる。

基本的なライフスキルを身につければ、応用も可能

一方、知識の獲得の際に全体でのビデオ視聴によらず、グループごとに学習することもある。この場合、教材として東京都南多摩保健所[7]が作成したパワーポイントのスライドをＡ３サイズの厚紙に印刷し、紙芝居風にして用いている。

この「学年別薬物乱用防止教育プログラム」は、小学1年生から中学生まで発達段階に応じて5段階（小学1・2年生、小学3年生、小学4年生、小学5・6年生、中学生）に分けた指導内容を提供

するものであり、この学習を通して薬物乱用防止のみならず、広くライフスキルの獲得も目指している。

　薬物乱用防止教育は、学校における総合学習あるいは学習指導要領の保健体育の一コマとして設定されているが、年に1〜2回実施するだけでは効果が少ないと考えられている。文化学園大学が毎年、継続して依頼を受けているある小学校では、4年時に薬剤師の講話、5年時に警察関係者の講話を聞き、そして6年時にロールプレイを含む、本プログラムを受けるという段階的な流れをつくっている。

　このような例もある一方で、授業時間を確保することがなかなかむずかしいところがあるのも現実である。そうしたなか本プログラムにおいて、根本的なライフスキルを児童生徒が理解し、身につけることができれば、薬物以外のアルコールや非行のケースでも基本は共通した教え方で行うことが可能であるため、大きなメリットが期待できるであろう。また、児童生徒の側に立てば、共通した対応の仕方で望まない行動を避けることができるようになるはずである。

5 本プログラムの有効性

「理由をはっきりと言って断る」などの明確な断り方が増加

　このプログラムの有効性については、次のような研究結果が示されている[8),9)]。

　まず、薬物に関する知識の正解数は、実施後のほうが統計的に有意に増加した。誘われた場合の断り方についても、実施前と実施後の比較では統計的に有意差が見られ、「理由をはっきりと言って断る」や「はっきりと断れないが嫌な気持ちを伝える」という積極的な断り方が実施後に増加しており、逆に「放っておく」「友だちから離れる」という消極的な断り方は実施後には減少した（図2）。

　また、肯定的な自己概念をどの程度、有しているかを測定する自己肯定意識尺度[10)]の高低によって、友人から薬物の使用を誘われたときの行動が異なるか否かについても比較した（図3）。その結果、自己閉鎖性・人間不信という下位尺度でのみ、統計的に有意差が見られ、友人から離れるという行動をとる人は、ほかの行動に比べて自己閉鎖性・人間不信についての得点が高いということがわかった。つまり、薬物乱用との直接の関わりを示すものではないが、薬物の使用を誘われた場合に友人から離れるという行動自体の是非は別として、コミュニケーションや関わりを避ける傾向が見られたのであった。

指導に当たる大学生の自己効力感の向上にも期待

　一方、指導に当たった大学生の感想としては、子どもたちと触れ合えて楽しかったというものや、子どもたちは思っていたよりもしっかりとしていたという声、あるいは逆に、反省点を述べる者もいた。

　大学生を指導し、当日のグループワークを見守る（場合によっては介入する）立場から見る

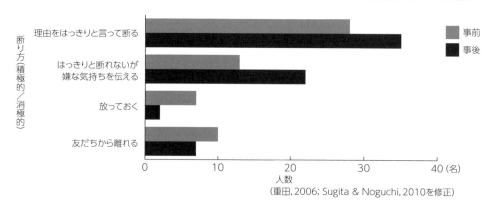

図2 積極的／消極的断り方についてのプログラム前後における比較
（重田, 2006; Sugita & Noguchi, 2010を修正）

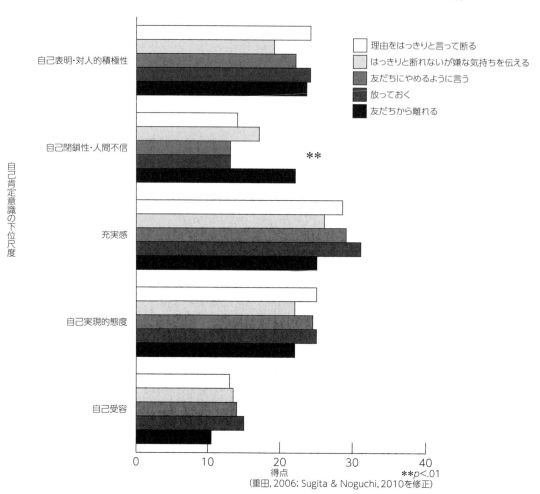

図3 自己肯定意識と友人に薬物の使用を誘われたときの行動との関係
$**p<.01$
（重田, 2006; Sugita & Noguchi, 2010を修正）

と、教員が大学のなかでは把握できなかった能力を発揮し、大学の教室にいるときよりもはるかに生き生きとしている姿を発見することもあった。またそれは、大学生自身の自己効力感（行動しようと思えばできるという自信）にもつながっていくと考えられる。

なお、この活動（プログラム）をほかの学校等に広げていけるのか、という課題がある。心身の健康を考え、実践する技能を学ぶ健康心理学科の学生により適性があるとは考えられるが、それだけにとどまっていては広がっていかないだろう。したがって、ほかの専攻の学生でもボランティアとして活動できるような、大学生向けの教育支援プログラムをつくっていくことも、今後は必要かもしれない。

6 地域（団体）との連携

保健所のモデル事業をきっかけとした地域団体との連携

大学生による薬物乱用防止プログラムは、小中学校と大学との関係だけで成り立っているわけではなく、両者を支え、両者をつなぐ地域の団体とそのメンバーが存在する。

それが、地域の自主団体「こだいら子どもの健康づくり連絡会」である。同会の始まりは、1999年に東京都多摩小平保健所の「地域健康づくり支援モデル事業（子どもの健康づくり）」のモデル地区として、ある中学校区が指定されたことである。3年間の事業期間中は、同保健所が事業主体であり、予算措置もあった。

活動内容としては、子どもの健康づくりをたばこ・酒・薬物の視点から考え、学習や意見交換を行うというものだった。また、学校、家庭、地域社会等の連携によるネットワークづくりの場として「地域連絡会」を組織し、後半の2〜3年目には「地域健康づくりシンポジウム」を開催した。そして、3年間のモデル事業終了後、活動を継続するために自主運営で「こだいら子どもの健康づくり連絡会」を立ち上げた。2002年から、地域の婦人を中心として薬物乱用防止の啓発活動を行っている。

その役割としては、市内における各学校での薬物乱用防止教室の支援、イベントでの展示等によるキャンペーン（啓発活動）、講演などを含む年1回の「こだいら子どもの健康づくり」の開催など、市内や地域での活動が中心である。なお同会の事務局は、学校内に置かれており、安定し継続した活動ができるように工夫されている。

多彩な学校支援者とのつながり

なおメンバーは、連絡会としての活動だけでなく、民生委員や青少年対策委員、PTA役員、学校経営協力者などとしても学校や子どもたち、あるいは保護者と関わっている。すなわち、一人ひとりにおいてもそれぞれ活動しているメンバーが地域の自主団体としても役割を担い、連携していると言うことができる。

筆者らの大学との接点は、筆者が実習先を探して地域の情報を集めていた2002年、すなわち自

主運営になった年の催しである「こだいら子どもの健康づくり」のチラシが公共施設に置かれていたのを見つけ、筆者と7～8人の大学生が実際に訪れたことに始まる。開催されたのは平日の夕方であったが、関係者以外の大学生が来場することは予想していなかったとのことであった。しかも、いわゆる「女子大生」が来るとは想像しておらず、メンバーは思わず彼女らに対し、なぜ来たのかと問うたほどであった。その後、連絡会が活動をしていた中学校区に偶然、筆者の大学も位置していることがわかり、より密接な連携につながっていったのである。

この活動の初年度にあたる2003年度には、1校のみの実施であったが、翌2004年からは校長同士のクチコミがあったようで、その後の授業支援も大学近隣の小中学校で行えるようになり、大学側から見ても参加しやすくなった。ここ何年かは、小学校（6年生）2校、中学校（2年生）1校と毎年、同じ学校で定期的に行われている。

7 「地域活動の強化」という視点の重要性

薬物乱用防止教育を行う際、教育委員会からの要請があっても、小中学校の教師による授業だけでは、必ずしも十分ではないかもしれない。そこで、専門家による薬物乱用防止教室の必要性が指摘されているわけであるが、実施している学校は60％前後にとどまっている[11]。その理由として、各学校から依頼できる専門家が限られており、地域資源を十分に活かせていない可能性が考えられる。

このような現状に対し、大学生による薬物乱用防止教室の支援は、有効ではないだろうか。大学生は専門家ではないが、大学教員の指導のもと、大人と小中学生を上手につなぐ役割が期待される。

また、大学生による支援が可能になった背景には、本事例では地域の婦人を中心とした前述の自主組織が積極的に小中学校長に働きかけてくれていたという実績が奏功した。このことによって、地域で大学・大学生と小中学校とが結びつけられ、さらに地域全体として薬物乱用をさせない・許さないという環境を形成するに当たって有効に機能できたと考えられる。

一方、薬物乱用防止教育を担う者には、警察官や薬剤師等のほかに「薬物乱用防止教育認定講師」という人材も存在する。これは、「ダメ。ゼッタイ。」の標語で知られる「財団法人麻薬・覚せい剤乱用防止センター」と「ライオンズクラブ国際協会」との共催による認定講座を受けた者[12]である。このほかにも、大学生が関わる事例として、広島国際学院大学で認定されている「大学生薬物乱用防止教育認定講師」も挙げられる[13]。このような認定講師の活用によって、大学および大学生も地域に貢献することが可能となり、各々の地域に応じた事例やモデルを構築することにつながると考えられる。

このような資源も、ヘルスプロモーションにおける「地域活動の強化」という観点から、積極的に活用されるべきであろう。

活動を振り返って――

■コミュニティに現存する人的・物的資源

　ヘルスプロモーションのためのオタワ憲章の「地域活動の強化」[14]の項には、上記の見出しに挙げたような文章がある。その観点から、前述の活動を振り返ってみる（**表1**）。

　薬物乱用防止に関する学校内の資源としては、まず養護教諭が挙げられる。そのほかの学校外の一般的な資源としては、地元警察署の警察官、保健所の医師や薬剤師、保健師等、さらに学校薬剤師などがおり、これらは薬物乱用防止の外部講師として、よく招かれる例である。それ以外にも直接、薬物乱用防止に関わるとは限らないが、児童生徒に接する地域の資源として民生委員、児童委員、青少年対策委員、PTA役員らが考えられる。

表1 ヘルスプロモーション活動プロセスワークシート
小中学校における薬物乱用防止プログラムの実践と地域との連携

■目標（狭義）：児童生徒（小学生・中学生）が薬物や売人に接する機会があっても、使用しない力を身につけさせる。
■目的（広義）：健康に生きる力を身につけさせる。

		プロセス				
		唱道	投資	能力形成	規制と法制定	パートナー
活動方法	1.健康的な公共政策づくり				・薬物五法 ・学習指導要領（保健体育）	・校長、学年主任、担任
	2.健康を支援する環境づくり	・こだいら子どもの健康づくり連絡会によるキャンペーン、例会、催し				・小中学校(教師・PTA) ・青少対委員 ・民生委員 ・学校経営協力者 ・警察官 ・薬剤師
	3.地域活動の強化	・旧モデル事業の継続 ・校長同士のクチコミ ・大学での位置づけ		・小中学生 ・大学生	・教育委員会からの要請	・地域の自主団体「こだいら子どもの健康づくり連絡会」 ・校長(担任)
	4.個人技術の開発		・大学生向け教育支援プログラムの開発	・小中学生：断る技術、ライフスキルの獲得 ・大学生：自身の意識と伝える技術の向上、自己効力感		・教師 ・養護教諭 ・大学教員 ・大学生
	5.ヘルスサービスの方向転換		・大学生向け教育支援プログラムの開発	・講義形式からロールプレイを含むものへ		・小中学校、大学

さらに、開拓可能な資源として、今回の事例のように大学生・大学院生（専攻：心理学、教育学、薬学、医学、看護学）がおり、そのほかに薬物乱用防止教育に関心を持つ学生もその対象となるであろう。また大学・研究所*等も、当該機関の所在地域のみを対象とするとは限らないが、期待できよう。とくに、大学においては地域連携や地域貢献の必要性が指摘されており、その可能性が高い。

薬物乱用防止に関する活動の課題としては、小中学校や地域と、これら諸機関をどのようにつなぐかという問題がある。実際、小中学校では、地域資源・諸機関との連携の方法がわからず、地域資源・諸機関は小中学校との連携のきっかけをつかみにくいと言われている。

このような状況に対し、「こだいら子どもの健康づくり連絡会」では、両者をつなぐコーディネーターとして機能した。その意味では、【パートナー】と位置づけられる。また、同連絡会の毎年の各地での啓発活動は、【唱道】と位置づけられるだろう。

*）薬物乱用防止に関わるものとして、例えば東京都小平市の国立精神・神経医療研究センター精神保健研究所がある。

■健康に関する情報や学習の機会の地域における持続性

現状では薬物乱用防止教育は、小・中・高校において学習指導要領にもとづいて、保健体育の一単元として取り上げられている。

大学等では、主に入学時に薬物乱用防止教育が行われているが、大学によってその教育の内容や意識には差がある[15]。その意味では、大学生が児童生徒に伝える機会を持つことは、学び直すことになるし、伝える側の自覚を促すことにもつながるのではないか、と考えられる。また、小中学校で大学生による薬物乱用防止教育を受けた子どもたちが、いずれ大学生となって教える側になる、というよりよい循環も期待される。

これは、小中学生にとっても「誘われても断ることができる」という【能力形成】につながり、大学生にとっても「（効果的に）教える・伝えることができる」という【能力形成】につながるという点でメリットも大きい。

オタワ憲章の「地域活動の強化」の項には、「健康に関する情報や学習の機会が、資金的援助とともに、十分かつ持続的に得られることが必要」という記述もあり、このような視点にも留意しておかなければならない。

健康社会学研究会からのコメント

日本女子体育大学体育学部　助友裕子

　近年のグローバル化は、急加速で科学技術の進歩をもたらすとともに、ヘルスプロモーション活動の推進においても有益な示唆を与え続けてきた。

　しかしながら、そのことによる余波として、見えざる健康被害の萌芽が若者を中心に散見されるようになった。そのなかの一つが本事例で指摘されている薬物乱用である。薬物乱用の防止に関しては、小中高等学校において現行の学習指導要領の保健学習で指導することとされていることから、警察官や薬剤師等の校外指導者による出前形式の健康教育を導入している学校が珍しくない。現代社会の健康課題が多様化する今日、学校における健康教育を学校内部だけで抱えることは困難であり、地域との連携によって推進することが今後、ますます求められる。

　本事例では、薬物乱用防止教育における学校の【パートナー】は、学校内部の教職員や保護者のほか、青少年対策委員、民生委員、「こだいら子どもの健康づくり連絡会」メンバー、大学といった地域の既存資源であったとされている。このうち、本事例の核の一つとなるのは、「こだいら子どもの健康づくり連絡会」メンバーではないだろうか。同会は、地域を管轄している保健所の健康づくり事業のモデル地区として、一部小中学校が指定されていたことを機に立ち上がったものであり、事業終了後も自主運営で活動を行っているようである。学校をはじめ、地域の住民組織（青少年対策委員、民生委員）や大学との連携体制が構築されるに当たって、ニュートラルな立場を維持することが可能な当該連絡会が大きな役割を果たしていたと思われる。現に、本事例の著者らの大学がこれらのムーブメントに巻き込まれたのは、当該連絡会が公共機関に設置した一枚のチラシに始まったということが記述されている。

　本事例におけるヘルスプロモーション活動の核であると考えられる「こだいら子どもの健康づくり連絡会」は、保健所モデル事業を継続的に発展させ、チラシ以外にも、【健康を支援する環境づくり】としてさまざまなキャンペーンや例会などの催しを行い、通常はつながることがむずかしい大学との連携に発展させるきっかけを獲得した。この一連のプロセスには、いわゆるヘルスプロモーション活動のための【唱道】が散りばめられている。

　一方、振り返りにおいて本事例の著者も言及しているように、本事例が今後、持続的な活動として発展していくためには、現行の学習指導要領の枠組みをしっかりと認識するとともに、地域と連携した教育機会の提供が児童・生徒に有益であることを確信できる社会規範を醸成していく必要があるだろう。

　そのためには、【規制と法制定】について常に認識している教育委員会がその価値を十分に理解し、現状の「地域活動の強化」に参加するのみならず、教育振興基本計画などに教育委員会自体の公的議題として、地域資源である本事例のネットワークが取り上げられるような【健康的な公共政策づくり】を目指した活動が有用であると考えられる。

　なお、本事例のなかに大学等の研究機関の参画があったことは、活動の有用性をエビデンスとして提示することが可能となったことを意味する。さらに言えば、ヘルスプロモーション活動が公的議題として取り上げられるためには、そのエビデンスを用いたロビー活動を行う新たな資源が必要なのかもしれない。今後は、そのような【唱道】プロセスの担い手の出現を待ちたいものである。

[引用文献] 1) 総務庁行政監察局．薬物乱用問題に関するアンケート調査（高校生、保護者、教員の意識調査）結果報告書．1998.
2) 水谷修．さらば、哀しみのドラッグ．東京：高文研，1998.
3) 鈴木克哉．薬物乱用に陥る青少年の心理．水谷修（編著）．薬物乱用防止教育　京都：東山書房，2005：33-43.
4) 島内憲夫（編著）．ヘルスプロモーション講座～心の居場所：セッティングズ・アプローチ～．順天堂大学ヘルスプロモーション・リサーチ・センター，2005.
5) グリーンLW，クロイター MW．神馬征峰訳．ヘルスプロモーション－PRECEDE-PROCEEDモデルによる活動の展開．東京：医学書院，1997.
6) 日本学校保健会．薬物乱用防止教室マニュアル．2002.
7) 東京都南多摩保健所．学年別薬物乱用防止教育プログラム．東京都生活文化局広報広聴部広聴管理課，2003.
8) 重田梨絵．大学生による薬物乱用防止教室の実施プログラムの効果について．平成18年度文化女子大学大学院国際文化研究科修士論文　2006.
9) Sugita S, Noguchi K. Effects of a Program for Preventing Drug Abuse in a Japanese Junior High School. International Conference of 4th Asian Congress of Health Psychology Abstracts. 2010.
10) 平石賢二．青年期における自己意識の発達に関する研究(I)－自己肯定性次元と自己安定性次元の検討－．名古屋大学教育学部紀要－教育心理学科．1990；37：217-234.
11) 総務省．薬物の乱用防止対策に関する行政評価・監視－需要根絶対策を中心として－[資料]．2010. http://www.soumu.go.jp/main_content/000059421.pdf（2014年2月28日にアクセス）．
12) 松田修平．薬物問題と社会の安全を考える．（公財）公共政策調査会．平成22年度懸賞論文論文集「薬物問題と社会の安全を考える」．2011：65-90.
13) 広島国際学院企画広報室．広島国際学院広報第80号．2010. http://www.hkg.ac.jp/html/pdf/magazine/kouhou080.pdf（2014年2月28日にアクセス）．
14) 島内憲夫．ヘルスプロモーション－WHO：オタワ憲章－．東京：垣内出版，1990.
15) 日本学生支援機構．学生等の薬物乱用防止のための教職員研修会報告書．2011.

[参考文献] ・（公財）公共政策調査会．平成22年度懸賞論文論文集「薬物問題と社会の安全を考える」．2011.

第2部 「5つの活動」の展開例

第3章 地域活動の強化

3 子育て中の母親たちがその手でコミュニティに「子育てひろば」を創り上げていく

東北福祉大学健康科学部　下山田鮎美
東北福祉大学健康科学部　渥美綾子

1 地域で暮らす人々と専門家の協働と理解に向けて──

　ここに紹介する事例は、都市部において「子育てサークル」としての活動を行っていた母親たちが、自分たちの手によって、コミュニティに「子育てひろば」を創り上げていった過程を示すものである。その記述にあたっては、母親たちの協力を得て、インタビューを行った。そこには、母親たちの体験や、体験への意味づけを示す「語り」が数多く含まれていた。

　ヘルスプロモーションにおける「5つの活動」のうち、とくに「地域活動の強化」の推進においては、地域で暮らす人々と専門家がどのように協働していくのかが鍵となる。そして、真の協働を生み出すためには、互いの体験のみならず、それらに対する意味づけを理解し合うこと、そのことを通じて互いを理解し合うことが重要と考えられる。

　本稿がその一助になれば、幸いである。

2 「少子化対策」から「子育て支援」へ

　わが国においてはこれまで、少子化社会到来への危機感の高まりに伴い、少子化対策に関する施策が次々と打ち出されてきた[1), 2)]。

　その一方、「なぜ今、子育て支援が必要なのか？」という社会的コンセンサスができていない現状[3)]や、このような流れが「子育て支援バブル」に終わることへの危惧から、子育て支援の原

点を見つめ直すことの重要性[1]が示唆されるようにもなった。

そして近年では、2010（平成22）年の「子ども・子育てビジョン[4]」において、「少子化対策」から「子ども・子育て支援」へと視点をシフトさせることが指摘されるとともに、目指すべき社会への政策4本柱の一つとして「多様なネットワークで子育て力のある地域社会へ」が示された。さらに2012（平成24）年には、「子ども・子育て支援法[5]」が制定された。

これらは、2002（平成14）年に原田[3]が「今、求められているのは、子育て中の親を支え、励まし、育てることにより、子どもを育てようという"間接的なかかわり"」であることを示し、基本戦略として「子育て支援ネットワーク」の重要性を示唆してから8年が経過してもなお、このような視点に立った子育て支援が必要とされていることを示す動きと考えられる。

そこで本稿では、ヘルスプロモーションの「5つの活動」のうち、「地域活動の強化」を示す事例として、2004（平成16）年の「子ども・子育て応援プラン[6]」において整備目標が掲げられ、先の「子ども・子育てビジョン[4]」においても設置促進が示された「地域子育て支援拠点」に着目し、都市部において子育てをしている母親たちが自分たちの手によって、コミュニティに「子育て支援拠点（以下、「子育てひろば」とする）」を創り上げていった過程を取り上げ、記述する。

3 地域子育て支援拠点事業とは？

渡辺[7]によると、「地域子育て支援拠点」とは、1995（平成7）年に制度化された「地域子育て支援センター事業」、1992（平成4）年に開始された市民による草の根活動が2002（平成14）年に制度化された「つどいの広場事業」を経て、2007（平成19）年に再編・統合された「地域子育て支援事業」のなかで設定された拠点である（**図1、表1～3**）。

この事業について、奥山[9]、大豆生田[10]は、とくに「地域子育て支援事業−ひろば型」の活動

図1　地域子育て支援拠点事業[8]

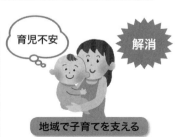

第3章 地域活動の強化

表1 地域子育て支援拠点事業の充実について[8]

- 地域子育て支援拠点事業は、地域の子育て中の親子の交流促進や育児相談等を実施し、子育ての孤立感、負担感の解消を図り、全ての子育て家庭を地域で支える取組としてその拡充を図ってきた。
- 「子ども・子育てビジョン」においても、1万か所(中学校区に1か所)の設置を目標として掲げ、重点的に取組を推進。→地域子育て支援拠点事業として事業開始から5年が経過し、実施形態の多様化。
- 更に、昨年8月に成立した「子ども・子育て支援法」では、子育て家庭が子育て支援の給付・事業の中から適切な選択が出来るよう、地域の身近な立場から情報の集約・提供を行う「利用者支援」が法定化。
  →こうした状況を踏まえ、平成25年度(平成24年度補正予算で安心こども基金の事業として組替)より、以下二点を実施し、事業の更なる拡充を図る。
    - ①機能別に再編:従来の「ひろば型」・「センター型」を「一般型」に再編し、職員配置や活動内容に応じた支援の仕組みとする。(「児童館型」は「連携型」として実施対象施設を見直し。)
    - ②機能の強化:「利用者支援」・「地域支援」を行う「地域機能強化型」を創設する。

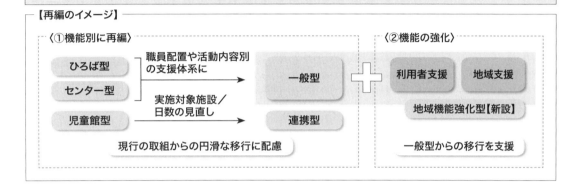

【再編のイメージ】

表2 地域子育て支援拠点事業の概要①[8]

- 「ひろば型」・「センター型」ともに実施形態が多様化。(交流・相談双方を重視する形態など)
  →「ひろば型」及び「センター型」を統合し「一般型」に再編
  - 職員の配置状況、開所日数、取組内容等を考慮した支援の仕組み。(実施レベルが高い施設により手厚い支援。)
  - 拠点施設において地域の子育て支援事業を一体的に実施している場合に加算。
- きめ細かな対応と子ども・子育てビジョン達成に向けて着実な事業の推進。
  →「児童館型」を「連携型」に再編
  - 児童館を始め子育て関連施設で実施。(→多様なニーズに対して支援。)
  - 開所日数等を考慮した支援の仕組み。(実施レベルが高い施設により手厚い支援。)

	一般型	連携型
機能	常設の地域の子育て拠点を設け、地域の子育て支援機能の充実を図る取組を実施	児童福祉施設等多様な子育て支援に関する施設に親子が集う場を設け、子育て支援のための取組を実施
実施主体	市町村(特別区を含む)。(社会福祉法人、NPO法人、民間事業者等への委託等も可)	
基本事業	①子育て親子の交流の場の提供と交流の促進 ②子育て等に関する相談・援助の実施 ③地域の子育て関連情報の提供 ④子育て及び子育て支援に関する講習等の実施	
実施形態	①〜④の事業を子育て親子が集い、うち解けた雰囲気の中で語り合い、相互に交流を図る常設の場を設けて実施 ・地域の子育て拠点として地域の子育て支援活動の展開を図るための取組(加算) 　一時預かり事業や放課後児童クラブなど多様な子育て支援活動を拠点施設で一体的に実施し、関係機関等とネットワーク化を図り、よりきめ細かな支援を実施 ・出張ひろばの実施(加算) 　常設の拠点施設を開設している主体が、週1〜2回、1日5時間以上、親子が集う場を常設することが困難な地域に出向き、出張ひろばを開設	①〜④の事業を児童福祉施設等で従事する子育て中の当事者や経験者をスタッフに交えて実施 ・地域の子育て力を高める取組の実施(加算) 　拠点施設における中・高校生や大学生等ボランティアの日常的な受入・養成の実施
従事者	子育て支援に関して意欲があり、子育てに関する知識・経験を有する者(2名以上)	子育て支援に関して意欲があり、子育てに関する知識・経験を有する者(1名以上)に児童福祉施設等の職員が協力して実施
実施場所	保育所、公共施設空きスペース、商店街空き店舗、民家、マンション・アパートの一室等を活用	児童福祉施設等
開設日数等	週3〜4日、週5日、週6〜7日/1日5時間以上	週3〜4日、週5〜7日/1日3時間以上

に着目しており、親子の「居場所」としての有用性、親たち自身がスタッフやボランティアとしての役割を担うという主体的参画の場としての有用性を示している。

4 子育て中の母親が自ら創り上げる「子育てひろば」

「子育てサークル」の活動基盤－コミュニティの概要

本稿で着目した「子育てサークル」が活動を展開していたのは、仙台市太白区における仙台市地下鉄南北線の南端に位置する駅周辺の地域である。

この地域は、かつて水田地帯であったが、1987（昭和62）年の仙台市地下鉄南北線の開通に伴い、地下鉄駅周辺を中心に開発が進められ、大規模商業施設の開業、一戸建て住宅、アパートやマンションの建設などによって人口が激増した。

また、地下鉄駅周辺という利便性に加え、アパートやマンションの戸数も多いことから、子育

表3　地域子育て支援拠点事業の概要②[8]

○交流・相談などの基本事業を通じて得られた子育て親子とのつながりや相談援助の取組をもとに、①「子ども・子育て支援新制度」の円滑な施行への準備、②地域の子育て力の低下に対応するための「地域の子育て・親育て」の支援の両面を充実。
→「地域機能強化型」を創設＝「利用者支援機能」・「地域支援機能」を付加
[利用者支援]　子育て家庭が子育て支援の給付・事業の中から適切な選択を行うことができるよう情報の集約・提供などを実施し、子ども・子育て支援新制度の円滑な施行を図る。
[地域支援]　世代間交流や訪問支援、地域ボランティアとの協働などを実施し、地域での子育て支援の基盤の 構築・再生。
[専門性の強化対策]　職員の質の確保のための専門性の強化対策にかかる経費を補助額に上乗せ。
※新制度施行後は、「利用者支援」・「地域支援」双方を担うことを想定

	地域機能強化型
機能	子ども・子育て支援新制度の円滑な施行を見据えて利用者支援体制の基盤の構築を行うとともに、地域において子の育ち・親の育ちを支援する地域との協力体制の強化を実施
実施主体	市町村（特別区を含む）。（社会福祉法人、NPO法人、民間事業者等への委託等も可）
基本事業	①子育て親子の交流の場の提供と交流の促進 ②子育て等に関する相談・援助の実施 ③地域の子育て関連情報の提供 ④子育て及び子育て支援に関する講習等の実施
実施形態	①～④の事業の実施に加え、子育て家庭が子育て支援の給付・事業の中から適切な選択ができるよう、地域の身近な立場から情報の集約・提供を行う「利用者支援」とともに、親子の育ちを支援する世代間交流や訪問支援、地域ボランティアとの協働などを行う「地域支援」を実施 ・利用者支援の実施 　①教育・保育施設や地域の子育て支援のための事業の利用についての情報集約・提供に関する取組 　②教育・保育施設や地域の子育て支援事業の利用にあたっての相談に関する取組 　③教育・保育施設や地域の子育て支援事業の利用支援・援助に関する取組 ・地域支援の実施 　①地域の多様な世代との連携を継続的に実施する取組 　②地域の団体と協働して伝統文化や習慣・行事を実施し、親子の育ちを継続的に支援する取組 　③地域団体の活性化等地域の子育て資源の発掘・育成を継続的に行う取組 　④家庭に対して訪問支援等を行うことで地域とのつながりを継続的に持たせる取組 ※職員の資質向上のため、専門性強化対策費として研修時の代替職員等を雇用するための経費を補助単価に上乗せ
従事者	育児・保育等について相当の知識・経験を有し、地域の子育て事情や社会資源に精通する者（2名以上、ただし利用者支援を実施する場合には3名以上）
実施場所	公共施設、保育所などの児童福祉施設等で地域社会に密着した場所で実施
開設日数等	週5日、週6～7日／1日5時間以上

て中の核家族世帯、転勤族の居住も多い。**表4**は、平成22年実施の国勢調査の小地域集計の結果であるが、ここからは、この活動が行われた地域は年少人口や核家族世帯、民間借家の割合が高いという特徴が読み取れる。

「子育てサークル」の概要

「子育てサークル」の概要を**表5**に示す。

自らの手でコミュニティに「子育てひろば」を創り上げる

1）半構成的インタビューを用いて体験を分析

この事例の分析においては、2011（平成23）年11月から2012（平成24）年6月にかけて、「子育

表4　平成22年国勢調査の結果[11]

	仙台市	太白区	当該地域
人口	1,045,986人	220,588人	19,011人
年少人口割合	13.1%	13.7%	15.3%
世帯数	465,260世帯	91,526世帯	8,621世帯
核家族世帯の割合	50.8%	56.3%	51.1%
住宅の種類のうち民間の借家の割合	42.7%	37.6%	58.0%

表5　「子育てサークル」の概要

	概　要
設立の経緯	2002（平成14）年10月に設立。 2001（平成13）年12月～2002（平成14）年1月に初めての出産予定の妊婦を対象とした母親学級のクラスメート10名が、初めての妊娠・出産・育児を体験していく過程でぶつかるさまざまな不安や混乱を、お互いが交流することで情報交換や体験の共有・共感を通して解決し、とかく陥りがちな密室育児による閉塞感、育児疲労を解消してきた。 今後も自分たちが育児を進める上で新たにぶつかる様々な問題を同様に解決していくため、育児サークルとしてグループを立ち上げ、同時に後続の新しい母親たちのために、自分たちが経験したような苦難を少しでも軽減する手助けをしたいと考え、子育て環境の改善に向けての取り組みを始めた。
団体の目的	乳幼児親子が、交流・情報収集・自己実現・自己育成することで、子育てに伴う不安や閉塞感を解消し、子どもが健やかに成長するために、地域社会からの受容と支援によって、親子ともに楽しい時間を過ごすことを目的とする。
活動実績	1.子育てサロン活動 ・2003（平成15）年2月～現在 ・T市民センターおよびNコミュニティーセンターにて週1回開催 ・2004（平成16）年より午前午後の開催 ※2003（平成15）年4月～2006（平成18）年3月まで仙台市社会福祉協議会の助成を受け運営 2.拠点型託児ボランティア ・拠点型：2005（平成17）年6月～2013（平成25）年4月 ・派遣型：2013（平成25）年5月～現在 ※2005（平成17）年6月～2010（平成22）年3月は仙台市子育て支援団体助成を受け運営 3.「子育てひろば」運営 ・2005（平成17）年10月～2010（平成22）年10月、 ・2011（平成23）年3月～2013（平成25）年3月（現在休止中） 4.その他、地域連携促進事業

てサークル」主宰者1人、および「子育てひろば」設立に関わった経験を持つ「子育てサークル」メンバー7人に半構成的インタビューを行った。インタビューでは、「子育てひろば」を設立運営するなかでの体験について時系列に尋ね、了解を得て、ICレコーダーに録音した。

また、インタビューにあたっては、東北福祉大学研究倫理委員会の承認を得た後、協力者全員に書面で調査の概要と倫理的配慮について説明し、同意を得た。

分析においては、逐語録を作成したのち、「子育てひろば」の設立運営における体験に相当する内容を抽出し、コード化した。その後、コード化データを時系列に整理した。なお、表5のとおり、「子育てひろば」の活動は2005（平成17）年10月より開始されていたが、多くのインタビュー協力者がその運営母体となった「子育てサークル」での体験に言及していたことから、これらの体験についても分析対象とした。

2)「子育てひろば」を創り上げていく過程

「子育てひろば」を創り上げていく過程は、①第Ⅰ期：「子育てサークル」における活動を通じ「子育てひろば」を創り上げていく力を蓄える、②第Ⅱ期：「子育てサークル」のメンバーとともに「子育てひろば」を創り上げていく — に大別された。以下、「子育てサークル」メンバーによって語られた内容を踏まえ、概要を記述する。

①第Ⅰ期：「子育てひろば」を創り上げる力を蓄える（2002年10月〜2005年9月）（図2）

この時期の母親たちは、まだ自身が妊婦だった頃に参加していた区保健福祉センターにおける母親学級での出会いを契機とし、自分たちで結成した「子育てサークル」における活動の自身にとっての意味を体感しながら、また「子育てサークル」による活動に主体的に関わり続けられる方法を模索しながら、「子育てひろば」の構想を共有していた。

そして、これらの体験を積み重ねながら「子育てひろば」を創っていく過程へ参画する意思を固めていた。

②第Ⅱ期：メンバーと「子育てひろば」を創り上げる（2005年9月〜2006年3月）（図3）

この時期の母親たちは「子育てサークル」のメンバーとともに描いた「子育てひろば」の構想にもとづき、互いの力や資源を持ち寄りつつ、「子育てひろば」の活動を生み出し、「子育てサークル」において模索した活動に主体的に関わり続けるための方法を活かしながら、「子育てひろば」を創り上げていた。

そして、このような過程に関わり続けるなかで、主体性を高め、居場所を得ることによって、母親になっても発揮できる力があることに気づいていった。

3) 母親たちが「子育てひろば」を創り上げられるようになるには…

①「自己実現」と「親としての役割」のバランスの保持

子育て中の母親たちの抱える課題について、例えば前述の「第Ⅰ期」においては、"子育ての悩み"や"閉塞感"が語られており、「第Ⅱ期」においては、"やりたいけどやれないジレンマ""自己の力を発揮する機会の減少"や"社会との断絶"が語られていた。これらは、原田[12]によっ

第3章 地域活動の強化

図2「子育てひろば」を創り上げていく過程　第Ⅰ期のプロセス

母親学級で知り合った人たちと、出産後に友人や知り合いを誘って集まる約束をした。

出産後に同室になった人と友だちになり、集まりに誘われた。

小さい子を連れた何人ものお母さんと、わらべ歌や寝っころがって子どもとスキンシップ、嬉しかったことや悩みを言っていったり、お菓子を食べながら時間を過ごした。

和室で子どもを解放して、親たちも、いつも一対一でいる閉塞感から解放されてしゃべれる、友だちと話ができる空間と感じた。

「子育てサークルが無ければ、ママ友には本音はしゃべれない」と思い続けたかもしれない。

主宰者におんぶにだっこの状態だったので、「Yさんも大変だし、あたしたちでもそういうのをやっていかなきゃならないかもね」。

主宰者の「自分の得意分野、自分はこれができるよっていうことをみんなが少しずつやってくれればできていくから」というような言葉をよく耳にする。

自分だけじゃなくて、何人かも本当に「じゃあ、できることはしようよ」「買い物のついでにお菓子買ってくるからー」とか言うようになる。

「子育てサークル」のメンバーとお茶飲みしながら「いつもお母さんたちがふらっと集まれる場所があったらどう思う？」「もしね、そういう場所をつくったらみんな来るかしら？」と話をする。

主宰者の「子育てサークル」だけではサポートしきれないお母さんがいて、その人たちのためには「いつでも来ていいよ」という場所が必要という話を聞く。

「これがやりたい」と思っても、私たちみたいな一母親たちが集まって具現化できるかっていうところは、みんな想像がつかない。

「自分も荷物が多いし、大変な思いをして汗だくになりながら子どもを連れて荷物を抱えて出てくるなあ」、「でも、そうやってでも行きたいんだよなあ」と思う。

話を聞いたときはびっくりしたが、主宰者は「やりたいんだ」「みんなはどう思う」っていう感じの聞き方で、無理強いしないから「みんなでやろうよ」っていうふうになる。

「子育てサークル」での体験が大きく、恩返しではないが、「少しでも主宰者の役に立てればなあ」と思う。

主宰者が、資金として助成金を得るために一生懸命いろいろ書いている姿を目にする。

主宰者が大変そうだけど頑張ってるから、「私にも何かできることある？」みたいな気持ちに周りが自然となっていく。

第2部 「5つの活動」の展開例

図3 「子育てひろば」を創り上げていく過程　第Ⅱ期のプロセス

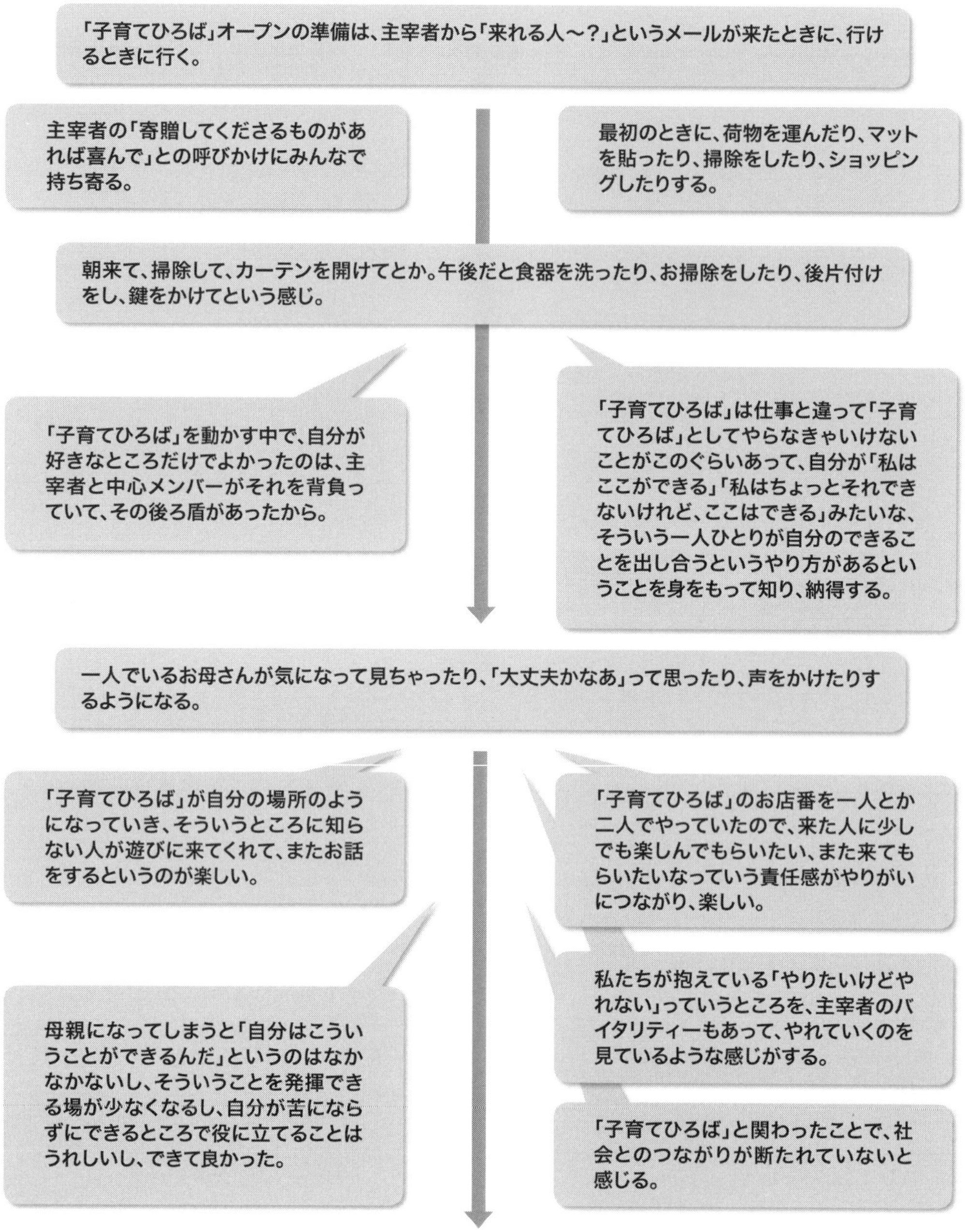

「子育てひろば」オープンの準備は、主宰者から「来れる人〜?」というメールが来たときに、行けるときに行く。

主宰者の「寄贈してくださるものがあれば喜んで」との呼びかけにみんなで持ち寄る。

最初のときに、荷物を運んだり、マットを貼ったり、掃除をしたり、ショッピングしたりする。

朝来て、掃除して、カーテンを開けてとか。午後だと食器を洗ったり、お掃除をしたり、後片付けをし、鍵をかけてという感じ。

「子育てひろば」を動かす中で、自分が好きなところだけでよかったのは、主宰者と中心メンバーがそれを背負っていて、その後ろ盾があったから。

「子育てひろば」は仕事と違って「子育てひろば」としてやらなきゃいけないことがこのぐらいあって、自分が「私はここができる」「私はちょっとそれできないけれど、ここはできる」みたいな、そういう一人ひとりが自分のできることを出し合うというやり方があるということを身をもって知り、納得する。

一人でいるお母さんが気になって見ちゃったり、「大丈夫かなあ」って思ったり、声をかけたりするようになる。

「子育てひろば」が自分の場所のようになっていき、そういうところに知らない人が遊びに来てくれて、またお話をするというのが楽しい。

「子育てひろば」のお店番を一人とか二人でやっていたので、来た人に少しでも楽しんでもらいたい、また来てもらいたいなっていう責任感がやりがいにつながり、楽しい。

私たちが抱えている「やりたいけどやれない」っていうところを、主宰者のバイタリティーもあって、やれていくのを見ているような感じがする。

母親になってしまうと「自分はこういうことができるんだ」というのはなかなかないし、そういうことを発揮できる場が少なくなるし、自分が苦にならずにできるところで役に立てることはうれしいし、できて良かった。

「子育てひろば」と関わったことで、社会とのつながりが断たれていないと感じる。

て示されている「現代の親の心の発達課題」、すなわち、いかにして自分個人の「自己実現」と「親としての役割」のバランスを保持していくか、という課題そのものであったと考えられる。

　そして「第Ⅰ期」において、母親たちは、"同じ立場の母親同士で悩みを話す" "お茶やお菓子を楽しむ" "母親たちがいる空間に子どもたちを解放する" "自分のできることを少しずつ出し合う" という方策を、また「第Ⅱ期」においては主宰者や中心メンバーなどの"活動の後ろ盾にな

る存在"に支えられながら、"自分ができること、できないことを出し合う""できることを組み合わせて補い合う"という方策を共有することによって、活動に主体的に関わり続けることが可能となっていた【パートナー】。大豆生田[10]は、「ひろば」における「利用者からスタッフへの循環」について述べるなかで、多様なスタンスでの貢献や参加が保障されていることによって「支え合いの実践共同体」が生まれることを示唆しているが、本事例においても先に示した方策によって「支え合いの実践共同体」が生まれ、それによって「自己実現」と「親としての役割」のバランスが保持されていったことが示唆された【能力形成】。

　これらの点から、子育て中の母親たちが、「子育てひろば」という社会資源を創出していけるだけの力を得ていくためには、活動に取り組むことが、一人の女性が母親となり、子育てを担うようになったがゆえに生じた発達課題の達成につながること、ないしはつながると感じ取れることが重要になると考えられる。

　加えて、コミュニティに「子育てひろば」のような活動の意義が理解され、有用な資源として受け入れられるためには、また必要に応じて協力が得られるようになるためには、先に示したような「現代の親の心の発達課題」の存在や、それを達成していくための場として「子育てひろば」が有用であることを同じコミュニティで暮らす人々に示していくことも必要であると考えられる【唱道】。

②"私の課題"から"みんなの課題"への意識の変化

　この事例においては、「子育てサークル」として活動が行われていた「第Ⅰ期」に、"私の課題"から"みんなの課題"へという意識の変化があったことが多く語られていた【能力形成】。これらは麻原・加藤・宮崎[13]が、「グループ活動が地域に発展するための理論」において、「私の問題」から「私たちグループの問題」へというメンバーの意識変化によって、「私たちだけの問題ではない」と感じ、「地域に働きかけよう」「自分たちの経験を地域に役立てたい」と希望を持つようになると述べていた内容と同様の変化であると考えられ、母親たちの内発的動機づけを促した要因であったと推測される。そして、このような変化の契機として明確に挙げられていたのは、"主宰者からの母親たちが抱えている課題に関する問題提起"であった【唱道】。

　しかしこの事例からは、それのみによって母親たちの認識が変化したわけではないことも読み取れる。すなわち、母親たちが"主宰者からの問題提起"を共感的に受けとめていた【唱道】のは、母親たち自身も先に示したような"子育ての悩み"や"閉塞感"などを抱えており、「子育てサークル」の活動のなかで本音が交わされることによって、母親たちの発達課題が達成されていった、という実体験があったからこそであろう、と推測される【能力形成】。

　これらのことから、子育て中の母親たちが「子育てひろば」という社会資源を創出する力を得ていくためには、先に示したような"私の課題"が、子育てをしている母親が同じように抱える課題であることに実体験を通じて気づくこと、そして意識が変化していくことが重要であると考えられる。

③これまでの活動を通じた母親たちの関係性の醸成

　この事例では、"主宰者のおかげで""主宰者の大変そうだけどがんばる姿を見て"といった主

宰者とメンバーの関係性を示す語りが多く聞かれた【パートナー】。そして、その一部は返報性（互恵性）の規範、すなわち「他者から好意や援助を与えられたら、その他者に同じぐらい価値のあるお返しをしなければならないという規範[14]」であったとも捉えられる。加えて、これまでの活動を通じ、育まれてきた主宰者とメンバーの関係性が存在したからこそ、母親たちは先に示したような"主宰者からの問題提起"を共感的に捉え【唱道】、認識を変化させ、「子育てひろば」を創る過程に参画する意思を固めていったと考えられる。

なお、この事例において多く語られていたのは、主として主宰者とメンバーの関係性であったが、先に示したような「育児サークル」における活動を通じて「自己実現」と「親としての役割」のバランスが保持されるという発達課題が達成されていく過程においては、「子育てサークル」のメンバー間においても関係性が育まれていたと推測される。

これらのことから、子育て中の母親たちが「子育てひろば」という社会資源を創出していけるだけの力を得るためには、「子育てひろば」そのものを創り上げる過程の前段階において母親同士の関係性が育まれていることも非常に重要な要素になる、と考えられる【パートナー】。

活動を振り返って――

■地域で暮らす人々の間で生じる相互作用を信頼する

本稿では、ヘルスプロモーションの「5つの活動」のうち、「地域活動の強化」を示す事例として、都市部において子育てをしている母親たちが「子育てひろば」を創り上げていった過程を取り上げた。そして、これらの過程をヘルスプロモーションの活動プロセスに当てはめてみたところ、【唱道】【能力形成】【パートナー】の3つに多くのキーワードが分類された。また、これらの活動プロセスにおいては、母親たちの間に豊かな相互作用が存在していたこと、またその相互作用がこれらの活動プロセスも促していたことが推測された。

本稿の冒頭において、「地域活動の強化」という活動方法によって、人々が自らの健康とその決定要因をコントロールし、改善することができるようになるためには、地域で暮らす人々と専門家がどのように協働していくのかが鍵となると記したが、この事例の分析を通じて、とくに「地域活動の強化」という活動方法において専門家は、自らの主導によって何かを強化するという発想から脱却すること、そして地域で暮らす人々の間で生じる相互作用を信頼すること、さらには専門家自身も人々と相互に作用し合えるような存在であり続けることの重要性を認識しておかなければならない、ということが示唆された。

地域で暮らす人々と専門家が相互作用するなかで意識を変容し合い、互いの力を高め、補い合うことによって、健康で暮らすことができる地域づくりが実現されていく。そのような協働のあり方が望まれる。

健康社会学研究会からのコメント

日本女子体育大学体育学部　**助友裕子**

　わが国の合計特殊出生率は、1989年の1.57ショック以降も減少傾向が続いており、2006年に一時的に回復傾向が認められたものの、依然として世界的に見ても極めて低い状況が続いている。このことから、将来に向けての懸念事項が多数指摘されている。

　出生率の低下は、家族構造の変化、人口構成の変化や都市化の影響といった本事例で取り上げられているような地域特性が色濃く影響していると考えられている。一方、近年、出生率とボランティア活動行動者率に正の相関があるという報告が散見されるようになっている現状を踏まえると、本事例で取り上げられた「子育てひろば」の創造プロセスを考察することは、現状の少子化対策に有益な一助となるだろう。

　人々のライフスタイルは変化してきたものの、人々の協調行動、すなわち社会的なつながりや信頼といった社会組織の特徴であるソーシャルキャピタルへの価値観は昔から変わらず、これまで各種の保健施策を支えてきたことは確かであろう。本事例の著者らも、その一側面である互酬性の規範（他者から好意や援助を与えられたら、その他者に同じぐらい価値のあるお返しをしなければならないという規範）の存在があったことに言及している。

　本事例の振り返りにおいて著者らは、【地域活動の強化】に焦点を当てた分析を試みているが、本事例は今後の主宰者やメンバーをはじめとする【パートナー】の関わり方次第では、ほかのヘルスプロモーション活動へと発展する可能性も含んでいると考えられる。例えば、メンバーが自らの課題を他者の課題として受け止められるようになる意識の変化は、メンバー自身の【能力形成】が【健康を支援する環境づくり】を意識したものへと変化したことと捉えられるし、同様に主宰者が運営資金として助成金を獲得しようとした行為も結果として、【健康を支援する環境づくり】に向けた【投資】にほかならない。すなわち、母親たちの「子育てひろば」創造に関する一連のプロセスは、【地域活動の強化】の一部であると同時に、他のヘルスプロモーション活動と有機的連携を果たしているものであったことがうかがえるのである。

　さらに、本事例が単一の地区のみならず、近隣地区を含めた市内全域に発展する可能性を考慮すると、【パートナー】になり得る専門家の関与の意義は大きい。本事例における母親たちの「子育てひろば」創造に関する活動が公的議題に取り上げられるためには、行政保健師等の専門家が主宰者やメンバーらを主要な【パートナー】として認識するとともに、子ども・子育て支援法にもとづく拠点事業の一環として位置づけるなど、【規制と法制定】を意識した準備を進めていく必要がある。その結果、本事例における【地域活動の強化】としてのヘルスプロモーション活動は、【健康的な公共政策づくり】と相互補完的な機能を果たし、その活動が発展的展開を遂げるスパイラルを生み出すことになるであろう。

[引用文献]
1) 大日向雅美．誰が言うのか？「子育て支援は親をダメにする」．大日向雅美，「子育て支援が親をダメにする」なんて言わせない．東京：岩波書店，2005：2-12.
2) 相戸晴子．子育て支援サービスの拡充と親の主体性に関する研究．㈶こども未来財団平成19年度児童関連サービス調査研究等事業報告書．2008；4.
3) 原田正文．はじめに．原田正文，子育て支援とNPO．大阪：朱鷺書房，2002：3-7.
4) 厚生労働省．こども・子育てビジョン．http://www.mhlw.go.jp/bunya/kodomo/pdf/visionzenbun.pdf（2014年5月1日にアクセス）
5) 内閣府．子ども・子育て支援法．http://www8.cao.go.jp/shoushi/shinseido/law/kodomo3houan/pdf/shien-h.pdf（2014年5月1日にアクセス）
6) 厚生労働省．子ども・子育て応援プラン．http://www.mhlw.go.jp/houdou/2004/12/h1224-4c.html(2014年5月1日にアクセス)
7) 渡辺顕一郎．地域子育て支援拠点とは．渡辺顕一郎・橋本真紀編著．地域子育て支援拠点ガイドラインの手引-子ども家庭福祉の制度・実践を踏まえて．東京：中央法規出版，2011：24-47.
8) NPO法人子育てひろば全国連絡協議会．地域子育て支援拠点事業の充実にかかる概要説明（厚生労働省資料）．http://kosodatehiroba.com/pdf/13box/H25gaiyou.pdf（2014年5月8日にアクセス）
9) 奥山千鶴子．親も子もありのままでいられる居場所を目指して．季刊保育問題研究．2010；244：96-103.
10) 大豆生田啓友．NPO法人「びーのびーの」の取り組み．大豆生田啓友．支え合い、育ち合いの子育て支援-保育所・幼稚園・ひろば型支援施設における子育て支援実践論．横浜：関東学院大学出版会，2006：143-222.
11) 総務省統計局．e-Stat政府統計の総合窓口．http://www.e-stat.go.jp/SG1/estat/eStatTopPortal.do（2014年5月1日にアクセス）
12) 原田正文．現代母親の精神的ストレスとその新たな原因．原田正文．子育ての変貌と次世代育成支援・兵庫レポートにみる子育て現場と子ども虐待予防．名古屋：名古屋大学出版会，2006：210-226.
13) 麻原きよみ，加藤典子，宮崎紀枝．グループ活動が地域に発展するための理論・技術．看護研究．2003；36(7)：49-62.
14) 神信人．対人行動のルール．土田昭司編著．シリーズ　21世紀の社会心理学Ⅰ　対人行動の社会心理学-人と人との間のこころと行動．京都：北大路書房，2001：33-42.

第2部 「5つの活動」の展開例

第3章 地域活動の強化

4 社会参加と地域活動につなぐ参加交流型の健康講座
~白井市民大学校健康生活学部の講座企画・運営の実際~

千葉県白井市市民経済部市民活動支援課　松岡正純

1 社会参加と地域活動につなぐ健康講座

　全国の自治体では、住民を対象とした健康講座が盛んに行われている。
　その主流は、身体的な健康について医学的に正しい知識を付与し、行動変容を促すことによって生活習慣病予防や介護予防を進め、健康寿命の延伸につなげようというものである。一方で、これからの健康づくりにおいては、従来の身体的な健康を主とする個人の取り組みにとどまらず、社会参加と地域活動を通し、社会的な健康を高めながら、地域に健康なまちづくりの輪を広げていくことが重要である。そのためには、ヘルスプロモーションを基本とし、ソーシャルキャピタルの視点を重要視しながら、人のつながりや良好な関係性をつくり出し、社会的ネットワークを充実させて、社会参加と地域活動につなぐ健康講座を開発、展開していく必要がある。
　本稿では、千葉県白井市が実施している住民対象の健康講座「白井市民大学校健康生活学部」の事例をもとに、参加交流型の健康講座の企画・運営の実際を紹介する。

2 白井市の健康なまちづくりを担う市民大学校

「健康文化都市」モデル市町村の指定を契機に

　白井市は千葉県北西部に位置し、千葉ニュータウンの開発に伴って人口が急増し、農村から首

都近郊の住宅都市として発展してきた。ベッドタウンとしての機能を有することから、住民同士のつながりをつくり、共生できるコミュニティをつくることが課題として挙げられている。

こうしたなか白井市では、「健康」という住民共通のテーマでつながりを育み、コミュニティを醸成していくため、平成10年度に厚生省（当時）から「健康文化都市」のモデル市町村の指定を受けた。そして、ヘルスプロモーションの視点から、健康を基本コンセプトにした健康なまちづくりに取り組み、各種の事業を展開してきた[1]。

"卒業生"が学びを活かして健康なまちづくりを推進

そのなかでも「健康文化都市大学」は、人づくりの中心事業として位置づけられ、講座での学びをきっかけにその卒業生が「健康文化と快適なくらしのまち創造プラン」の策定に参画し、住民参加型の健康なまちづくりを推進する一翼を担ってきた[2]。

その後、平成17年度には「白井市民大学校」（以下、市民大学校）が開校し、3学部制に体系化された住民講座が新たに誕生した。これを受けて健康文化都市大学は、「市民大学校健康生活学部」に生まれ変わり、発展的に継承されることになった（**表1**）。

表1 白井市民大学校健康生活学部の概要

主　　催：白井市教育委員会生涯学習課
対　　象：白井市在住・在勤40歳以上　30名
講　　師：大学教員、研究機関等の専門家、市民講師（健康生活学部卒業生、市民活動団体）、市長、行政職員（管理栄養士、歯科衛生士、生涯学習課職員）
講座期間：25講座程度　1年制
卒業要件：全講座の80%以上の出席

3 市民大学校健康生活学部講座の視点

「健康を創る」「社会的な健康」に着目

行政の保健・健康づくり担当部署が実施する従来の健康講座は、身体的な健康を中心に生活習慣病予防や介護予防を主なテーマとして実施されることが多い。保健医療の専門家が、医学的視点から科学的な根拠にもとづく正しい知識を付与し、行動変容を促し、健康に望ましい生活習慣を確立させることにより、健康寿命を延伸しようという狙いがあるためである。

一方、平成17年度に新たに誕生した白井市の市民大学校健康生活学部では、健康を保健医療の専門家の視点から「病気でないことや障害がないこと」と限定的に捉えるのではなく、生活者の視点から「病気や障害の有無にかかわらず、個々人が日常生活を充実して送ることができる状態」と包括的に捉えている。

その理由は、生活者（住民）の健康観（健康の捉え方）が「心身ともに健やかなこと」「心も身体も人間関係もうまくいっていること」「前向きに生きられること」など、多様かつ積極的で

あるためである[3]。

そこで市民大学校健康生活学部では、身体的な健康のみならず、精神的な健康、社会的な健康を含め、さまざまな角度から健康にアプローチするとともに、「健康を創る」というプラス志向にもとづく積極的な考え方に立ち、住民が健康を実感できる生活の実現（生活の質の向上）を目指している。

とくに着目しているのは、ソーシャルキャピタルの視点から、社会的な健康である。人のつながりや関係性をつくり出して、社会的ネットワークを充実させ、豊かな人的交流のなかで社会参加と地域活動を促進することにより、地域に健康なまちづくりの輪を広げていく狙いがある。

4 健康生活学部講座の企画・運営の実際

多様ながらも基調をなすのはヘルスプロモーション

年間の講座プログラムのなかで核になるのが、ヘルスプロモーションの基幹講座である。ヘルスプロモーションの考え方が講座全体を貫く背骨となるため、最初にヘルスプロモーションの講座を実施した上で、身体的、精神的、社会的な健康に関わる講座を相互に関連性を持たせながら実施している。

運動、栄養、口腔等の身体的な健康をテーマとした講座はもちろん、リラクゼーション、芸術、自然、災害、交流、地域活動やボランティア、健康なまちづくりといったテーマを講座に取り入れて、多様な側面から日常生活と健康との関係を学習していく（**表2**）。

こうした学習過程を経て、生活のさまざまな機会のなかで積極的に「健康を創る」というヘルスプロモーションの視点が培われていくこととなる。

講座運営の力の入れどころ

1）安心感と期待感とを生み出す運営

入学当初の受講生の多くは、初対面の人との出会いによって緊張している。

そこで、まず緊張から解放するためにアイスブレイクを実施しながら、互いに知り合うきっかけをつくっていく（**写真1**）。また、講座受講への不安感をなくすため、オリエンテーションを実施して、講座内容や運営方法などについて説明していく。担当職員が受講生に積極的にコミュニケーションを図っていくことにより、受講生の緊張感も徐々にほぐれていく。

数回の講座を重ね、受講生が講座に慣れてくると、少しずつ受講生同士の会話の機会が増え、会場内も賑やかさを帯びてくる。やがて受講生の心に「自分の居場所がある」という感覚が芽生えてくると、それが講座受講の安心感や期待感へとつながっていく。

講座の初期段階では、こうして緊張感や不安感を解消し、安心

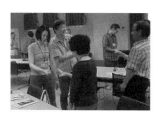

写真1　緊張から解放するためのアイスブレイクの様子

第2部 「5つの活動」の展開例

表2 健康生活学部の講座タイトル（一部抜粋）

- みんなで創る健康なまち白井～ヘルスプロモーションの視点から～
- オリエンテーション～ようこそ、健康生活学部へ～
- 自己紹介からはじめよう
- 健康総合大学に学ぶ～順天堂大学学生との交流・キャンパス見学～
- 元気な心と体は健康な歯から
- 緑による癒し効果～緑と健康の関連性～
- 市民と築く安心で健康なまちを目指して
- 知っ得！健康づくり運動の基礎知識～正しく理解し効果アップ～
- 生活習慣改善で一石二鳥！～がんと糖尿病を両方防ぐ生活習慣～
- 笑顔で楽しく健康づくり～体に効く運動でいい汗かこう～
- 手軽につくれる健康料理～おいしい・簡単・ヘルシー～
- みんなに健康の輪を広げよう
- ネイチャーゲーム～童心にかえり森で楽しもう～
- みんなで楽しくバーベキュー～秋空のもとで美味しく食べよう～
- 足からみた健康～自分でできる足のマッサージ～
- 卒業生と交流しよう～卒業後の楽しい活動あれこれ～
- 市民活動まつりに参加しよう
- 大地震後の健康管理～どんな人でも乗り越えていくために～
- こころとからだのリラクゼーション～「気持ちいい～」を体験しよう～
- 白井市民の健康度～市民アンケートから考えてみよう～
- 私の健康宣言～みんなで地域に羽ばたこう～

感と期待感を生み出す講座運営に努め、受講生同士の交流の芽をつくることが大切である。

2）打ち解けられる空間と環境づくり

　講座会場の設営スタイルは一般的に、講師と受講生が対面するスクール形式である場合が多い。しかしそうしたスタイルは、大人数を対象とした講演会等には適しているが、受講生同士の交流には不向きである。そのため、机をグループごとにアイランド形式にして受講生同士が対面するスタイルや、机を使用せずに椅子だけで円形の輪をつくって全員の顔が見えるスタイルなど、受講生の主体的な参加や交流を促進するような空間づくりを行っている（**写真2**）。

　受講生同士の関係づくりは、互いに名前を覚えることからはじまる。名前で呼び合えれば、うれしく、親近感も沸いてくる。とは言え、一度きりの自己紹介だけで顔と名前を覚えることは容易ではない。そこで、受講生全員の顔写真を撮影し、名前、居住地区を記載した受講生写真一覧を作成して受講生に配布するとともに、講座時に名札を着用してもらい、顔と名前を覚えやすい環境をつくっている。

　また、講座開始前の時間や休憩時間などには、会場内にＢＧＭを流している。その日の天候や講座の時間帯に合わせ、活気のある音楽や静かな音楽など曲調を変えると、会場の雰囲気も変わってくる。

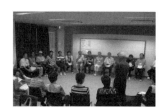

写真2　打ち解けられる空間づくりを考慮した会場の様子

第3章 地域活動の強化

3）会話がはずむ機会づくり

1講座2時間が基本となるが、ずっと講師の話を聞きっぱなしという受け身の講座とはせず、講座中に必ずグループ内での意見交換、ディスカッション、ミニワークなどを取り入れ、みんなでコミュニケーションがとれる時間をつくっている（**写真3**）。その際には、なるべくみんなが意見を出しやすいテーマを設定して、それぞれが経験を語ったり、感じたことや考えたことを自由に出し合っていく。何気ない世間話や情報交換のような気軽な場が、互いに心を通わせていくためには重要である。

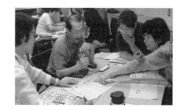

写真3　会話が弾む機会づくり

受講生は、進んで話をすることが得意な人から、最初は人見知りして口数が少ない人、内気で話が苦手な人まで、十人十色である。まずは、個人ワークで自分の考えを紙に書き出し、次にグループ内で全員が順番に発表するという方法や、グループ内の司会者にみんなが発言しやすいような進行を心掛けてもらうなど、特定の人に発言が偏らず、すべての人が参加しやすい機会づくりを大切にしている。

また、講座の合間の休憩時間や昼食時間は、講座内の意見交換よりも一層会話が弾みやすい貴重な時間である。自由な時間に共通の話題が見つかったり、とりとめもない話で盛り上がったりするものである。この時間を単にトイレ休憩や食事のための時間とせず、コミュニケーションを促進させる隠れた交流時間として捉え、積極的に活用している。

そして、受講生の雰囲気を見ながら、アイスブレイクやくじ引き等で適宜席替えをし、いろいろな人との出会いの機会やコミュニケーションのきっかけをつくり出している。

担当職員も受講生と積極的にコミュニケーションをとり、関係づくりを大切にしている。担当職員が受講生と一緒に楽しみながら講座をつくり上げていこうとする気持ちと行動が、受講生の雰囲気を盛り上げていくことになる。

4）気づきを促す講座運営

健康づくりにおいては、たとえ正しい知識を理解したとしても、その実践は意外にむずかしいものである。そのため講座では、知識の習得よりも本人の気づきを重視している。気づきは、本人の主体的な行動を引き出す大きな力になると考えられるからである。

また講座では、人が持つ五感（視覚、聴覚、味覚、臭覚、触覚）を活用した体験学習を多く取り入れている。自ら体験すれば、気づきが得られやすいことから、運動講座の実技、栄養講座での料理実習、歯の講座での誤嚥防止のための飲ませ方体験、心の健康講座でのリラクゼーション

表3「気づき」を促す講座での体験学習

・運動実技　・料理実習　・園芸療法　・ネイチャーゲーム　・リラクゼーション体験
・足のマッサージ体験　・災害時の避難所運営ゲーム体験　・誤嚥防止のための飲ませ方体験
・アートワーク体験　・朗読体験

法体験など、できるだけ多くの講座で体験の機会をつくっている（**表3**）。

受講生同士がグループで意見交換する場も、有効な気づきの機会となる。受講生は生まれや育ち、社会経験がそれぞれに異なり、さまざまな価値観を持っている。受講生の意見に互いに耳を傾けたり、グループでの意見交換の内容を受講生全体で共有し合うことを通じて、気づきを促していく作業も重要である。

また、毎講座終了ごとに「受講シート」を配布し、講座で学んだこと、印象に残ったこと、生活に取り入れてみようと思ったことなどについて自由に書き出し、次の講座時に提出してもらっている。講座直後に学習したことを改めて振り返り、内省する時間を持つことが気づきにつながっていくからである。

5 "卒業後"の活動を視野に入れた講座運営

市民講師の活用と情報提供

受講生は、班ごとの当番制で毎回、講座の運営に携わっている。みんなで協力し合って机や椅子を並べて会場を設営し、出欠チェックや資料配布等の役割を分担しながら、受付も担当する。こうしたプロセスが、班内のコミュニケーションを円滑にし、リーダーシップや協力関係を育み、自分たちで考え、行動していくきっかけづくりにもなる。

講座では、健康生活学部卒業生で健康づくりの専門的な能力を備えた有志や、地域で活動している市民活動団体を市民講師として迎えている。市民講師による講座は、講師と受講生との心理的距離が近く感じられるため、地域に密着した雰囲気を醸し出すとともに、地域での活動意欲に刺激を与えるよい機会となっている。

担当職員は、市や地域で行われる健康に関連したイベントや講座、講演会、ボランティア活動などの情報を収集し、講座のなかで定期的に受講生に情報提供している。

受講生は、それぞれの興味や関心に合わせて参加し、講座受講期間中から社会参加と地域活動のきっかけを見つけ出していく。

社会参加と地域活動へのつなぎ、卒業後の支援

年間講座の後半に入ると受講生は、卒業後の地域生活をイメージしながら講座を受講することになる。

市民大学校健康生活学部では、公益的な活動を行っている市民活動団体が一堂に会し、活動の紹介や発表をする「市民活動まつり」を講座に位置づけている。受講生がこれに参加し、さまざまな市民活動団体とその活動内容を知ることが、卒業後の社会参加と地域活動を考えるきっかけになるからである。

また、歴代の卒業生が創設した自主活動グループを招いての交流会も開催して、卒業後の自主活動グループのつくり方、楽しい活動内容などを紹介しながら、卒業生と受講生が相互に意見交

換を行い、交流を深め合っている。こうした機会が、卒業後のグループづくりの機運を高めていくことになる。

　卒業を間近に控えた最終講座では、公民館の利用や登録の方法についての説明、地域活動に関する情報の提供、ボランティア団体の紹介などを行って、卒業後のスムーズな社会参加と地域活動に結びつけるようにしている。

　さらに卒業後も、担当職員が必要に応じてグループ設立の助言を行うほか、グループ設立会議を開催するための部屋の無償提供やグループ設立後の公民館利用料の減免など、自主活動グループづくりのためのさまざまな支援を行っている。

6 講座受講前と受講後の受講生たちの変化

健康づくりだけでなく、人との交流促進、地域や行政への関心もアップ

　平成26年度受講生を対象とし、年間講座プログラムの最終講座終了時にアンケート調査を行ったので、その結果を紹介する。

　「入学前と比較し変化したこと」を聞いたところ、多かったのは、「健康意識が高まった」（95％）、「知り合いや友人が増えた」（90％）、「健康づくりを心がけるようになった」（81％）、「人と交流する機会が増えた」（71％）、「地域や行政に関心や興味を持つようになった」（71％）、「前向きな気持ちで生活を送るようになった」（62％）、「地域での生活を楽しめるようになった」（57％）、「地域に愛着が持てるようになった」（43％）という回答であった。

　「入学前と比較し変化したこと」のなかで、とくによかったことを3つまで挙げてもらったところ、「健康意識が高まった」（62％）、「知り合いや友人が増えた」（57％）、「健康づくりを心がけるようになった」（52％）、「地域や行政に関心や興味を持つようになった」（43％）、「人と交流する機会が増えた」（33％）という結果だった（**図1**）。

　受講前のアンケートでは、受講生の入学動機は「健康づくり」が多かったが、卒業時には「健康づくり」以外にも、知り合いや友人が増えたことや、地域や行政への関心が高まったこと、人と交流する機会が増えたことなど、多くの事柄で喜びを感じていた。これは、幅広いテーマで地域生活と健康の関係性を学ぶ講座企画と、受講生の主体的な参加と受講生同士の交流に力を入れた講座運営が、受講生に好意的に受け入れられた成果と考えられる。

　このようにヘルスプロモーションを基本とし、ソーシャルキャピタルの視点を重要視した参加・交流型の講座によって、健康づくりだけでなく、人と人との交流の促進や地域や行政への関心の高まりを生み出すことができ、社会参加と地域活動へつながるきっかけになったことがうかがえた。

保健福祉分野を越えて地域で活躍する卒業生

　健康生活学部では毎年、卒業生の自主活動グループが設立されており、定期的に交流や健康づ

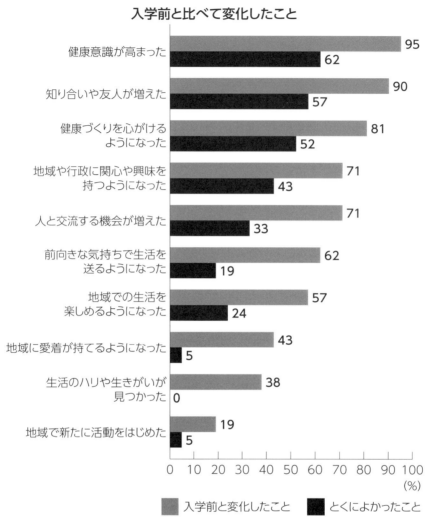

図1　平成26年度受講生を対象としたアンケート結果

くりを目的とした活動が行われている。そうしたなかで、卒業生同士の相互作用により人的交流が進み、個人の興味・関心に合わせて、社会参加と地域活動を楽しみながら実践する機会が増えていく。

　卒業生を対象に卒業後に新たにはじめた活動について調査したところ、母子保健推進員、食生活改善推進員、介護予防推進員、地域の高齢者の支え合いの活動、認知症の啓発活動、施設ボランティア、自治会での防災活動などの取り組みが挙げられ、卒業後にさまざまな社会参加と地域活動が実践されていることがわかった。

　白井市では、市民参加・協働のまちづくりの一環として、地域の公園管理を住民グループの協力を得て行っており、そうしたなかで、市民大学校健康生活学部卒業生の自主活動グループ「健八会」が地域の公園管理に名乗りを上げ、公園の清掃活動を行うようになった。自主活動グループの設立当初に活動内容を検討するなかで、「地域の公園管理を行うことを通じて月に数回、定

期的に仲間と顔を合わせて交流する機会ができ、公園の清掃活動で体を動かして健康づくりも兼ねながら、住んでいる地域にも貢献できる」といった提案が出され、そうした活動であれば無理なく続けられる、とメンバーの賛同を得て活動が開始された（**写真4、5**）。

まさに、個人の健康づくりを越え、健康なまちづくりへと広がった活動と言える。生活習慣病の予防といった身体的な健康のみをテーマとした講座では、決してこのような活動は生まれなかったと思われる。

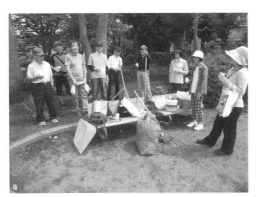

写真4　市民大学校卒業生が立ち上げた自主活動グループ「健八会」による公園管理の活動

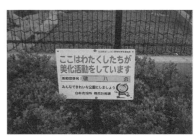

写真5　公園には活動団体名が表示されている

7 成果に結びつける「継続的な実施」を担保するために──

「首長の理解」と「総合計画での位置づけ」

市民大学校は、社会参加と地域活動につなぐ重要な事業であり、事業成果を高めるためには、その事業を継続的に推進していくことが欠かせない。

事業の継続的な推進のために必要なことは、「首長の理解」と「総合計画での位置づけ」である。首長は、自らが描くまちづくりのビジョンとその実現のための政策を公約に掲げ、選挙により選ばれる。そして、定められた任期のなかで公約の実現を目指すこととなる。そのため、市民大学校が首長の描くまちづくりにどのように結びつき、どれだけ貢献できる事業なのか、事業が掲げる目的や内容を説明して、十分な理解を得ることが重要であり、市民大学校も当然、こうしたプロセスを経ている。すなわち、市民大学校においては、首長は校長を務め、入学式や卒業式に参加するとともに、講師としてまちづくり講話も担当している。

また自治体の行政運営は、総合計画をもとに行われるため、市民大学校は総合計画の基本計画、実施計画に位置づけられている。総合計画への位置づけがなければ、事業を遂行するための予算措置、人員配置などの必要な資源配分が行われず、事業実施が担保されないからである。この手続きは、事業実施のための明確な根拠づけとして重要であり、総合計画を担当する企画政策部局の理解も十分に得ておく必要がある。

活動を振り返って──

■社会的ネットワークを充実させ、社会参加と地域活動につなぐ視点

　これまでの健康講座は、身体的な健康をテーマに個人の行動変容**【個人技術の開発】**に力が注がれてきた。しかし、住民の健康観は多様で積極的であることから、これからの健康講座には生活者の視点からさまざまなテーマを取り入れていく必要がある**【ヘルスサービスの方向転換】**。

　とくに、ヘルスプロモーションを基本とし、ソーシャルキャピタルの視点を重要視して、人のつながりや良好な関係性をつくり出し、社会的ネットワークを充実させ、社会参加と地域活動につなぐ健康講座を開発していく必要があると考える**【地域活動の強化】**。

　講座においては、参加・交流型の運営を基本とし、受講生同士のコミュニケーションが活性化するような機会を充実させるとともに、会場空間等の工夫を加えるなどの環境を整えていくことが大切である**【健康を支援する環境づくり】**。なかでも、講座の初期段階では、受講者同士のコミュニケーションのきっかけづくりが重要となる。

　また、市民講師や卒業生との協力や連携を図りつつ、定期的に受講生に地域のイベントや活動に関する情報を提供していくことも大切で、それが卒業後の社会参加と地域活動につながるきっかけとなる。

　さらに、継続的な実施もポイントであり、それを担保するためには、首長の理解と総合計画への位置づけが不可欠と言える**【健康的な公共政策づくり】**。

　こうした新しいタイプの健康講座により、仲間づくりが進み、卒業後に自主活動グループが誕生していく。そして、自主活動グループの取り組みを通して、社会参加と地域活動が促進され、それらを通じた身体活動と人的交流が身体的、精神的な健康を高めることにつながっていく。こうしたサイクルを繰り返しながら、地域に健康づくりや健康なまちづくりの輪が広がっていくものと思われる。

■従来の健康講座を再考し、時代の要請に応える新たな健康講座の開発を！

　わが国では、人口減少社会が到来し、これから超高齢社会が加速度的に進んでいく。そのような社会変化に対応した健康社会のシステムづくりが急務である。

　その1つとして、ヘルスプロモーションを基本とした参加・交流型の新たな健康講座による「健康を創り支え合う人づくり・ネットワークづくり」が重要である。

　自治体の健康講座を健康づくり・保健部局、生涯学習部局、コミュニティ振興部局などの連携のもと、従来の視点から脱却して再考し、時代の要請に応える新たな健康講座を開発して展開していくことが、これからの健康なまちづくりに求められている。

健康社会学研究会からのコメント

鎌倉女子大学短期大学部　臺 有桂

　本稿では、市民大学校を通した市町村行政の取り組みから、地域の住民組織やソーシャルキャピタルをいかに創生していくのか、その意図や過程が丹念に記述されている。

　市町村が開催する市民大学校や生涯大学には、それぞれ個人の学習や参加についての何らかのニーズを持った市民が自主的に参加してくる。つまり、講座の狙いが将来的な地域貢献と謳われていたとしても、その大半は個人のニーズを満たすべく、情報やスキルを得たいと考えての参加であろう。

　本事例の優れた点は、当初はそうした個人の興味・関心で参加した市民を、講座を通して実際に組織化し、地域の資源としていること、さらにはそれらの実現に向け、緻密なアプローチが意図的に仕掛けられていることである。

　市民大学校健康生活学部の講座は、個人から地域の健康やソーシャルキャピタルにつながる段階的な内容で構成されており、【唱導】そのものと言える。市民は、講座を重ねる度に「自身の健康」から、次第に健康の概念を拡大し、最終的には「地域の健康」や「地域の課題」に関心が向くように仕組まれている。

　講座の運営においても、着席方法や教室の環境まで細やかに配慮し、参加者同士の仲間づくりを仕掛けている。さらに、参加者が自分たちはお客様でなく、講座をつくり上げていくための主体であるとの自覚を醸成するために役割を担ってもらうなど、参加者の気持ちに沿って負担感がないように段階的に働きかけている。その結果、主催者である行政と参加者の【パートナーシップ】が形成されている。

　このような緻密な段取りにもとづくアプローチで、参加者は地域の健康や課題に目が向き、自身の【能力形成】がなされる。また、自身が市町村のなかで大切な役割を担っていることの自覚が芽生え、地域のキーパーソンとして何かできることはないだろうかと、それぞれに地域活動をはじめるきっかけにつながる。さらには、この参加者一人一人の活動が将来的には地域のなかに波及し、地域をより活性化していくためのムーブメントにつながるであろうことが予測される。

　本稿に示された講座担当者の発想・意図やアプローチ方法は、市民大学校のみならず、地域のあらゆる資源創出においても応用が可能である。

　今後は、既存の地域活動がさらに継続するよう、かつより多くの市民が地域活動に参画できるよう、市民と行政のパートナーシップを基盤としつつ、地域活動を行う団体への助成などの【投資】や、活動を保障するための【規制と法制定】などを一層整備することが求められよう。それにより、さらなる【地域活動の強化】につながるであろう。

[引用文献]　1）笑顔で創るしろいの健康文化都市～白井町健康文化と快適なくらしのまち創造プラン～. 1999.
2）松岡正純. 白井市健康文化都市プラン策定過程における住民参加の進め方. 生活教育. 2002；46（1）：26-31.
3）島内憲夫. ヘルスプロモーション入門. 東京：垣内出版, 1996：31-41.

第2部 「5つの活動」の展開例

第4章 個人技術の開発

1 在宅療養の実現を可能にした「個人の技術」と「支援者として必要な技術」の構成要素に関する一考察 ―医療依存度の高い難病患者の一事例から

愛知県立大学看護学部（前・帝京大学医療技術学部） 下園美保子

1 亜急性硬化性全脳炎患者の在宅療養を可能にする「個人技術の開発」

　本事例は、在宅医療の体制が十分整備されていなかった介護保険法施行以前の措置制度時代において、医療依存度の高い状態にありながらも在宅療養を実現した一事例についてまとめたものである。

　本事例の疾患は、亜急性硬化性全脳炎（SSPE）という、麻疹ウイルスを原因として若年時に発症する希少難病疾患で、比較的短期間にこん睡状態まで進行してしまう予後不良の特定疾患である。

　医療依存度の高い療養者の在宅療養では、とくに若年者の場合、対象者の成長に合わせた個別性の高い保健・医療・福祉・教育などによる地域ケアシステムが必要不可欠である。しかし、在宅医療体制がある程度、整いつつある現在においても、そうした地域ケアシステムの整備は必ずしも十分とは言えない。

　本報告では、そうしたなかで医療依存度の高い難病患者とその家族が地域ケアシステムを構築し、在宅療養を実現した一事例の家族の行動と関係機関の対応のプロセスをもとに、それを可能にした要素について、WHOのヘルスプロモーションにおける「個人の技術」と「支援者として必要な技術」の2つの視点から考察したものである。

2 難病患者の療養環境の改善と患者・家族と伴走する専門家の存在

　わが国の在宅医療および訪問看護は、昭和61年に旧厚生省の「国民医療総合対策本部」の中間報告で地域ケアシステムや在宅医療推進などの方針が発表されたことを受け、居宅サービスとして位置づけられて整備・発展してきた[1]。

　これに対し、難病等の在宅医療は、昭和47年に「難病対策要綱」が策定されて、それにもとづいて医療水準や患者の療養環境の改善が図られていた。

　そして、同要綱が本格的に推進されるようになって40年が経過し、患者およびその家族のニーズが多様化して社会・経済状況も変化するなか、都道府県における医療費助成の超過負担が続いたことなどから、平成23年より厚生科学審議会疾患対策部会難病対策委員会、「社会保障・税一体改革大綱」、さらには難病研究・医療ワーキンググループおよび難病在宅看護・介護等ワーキンググループに途中、患者団体も加わって審議・検討された結果、平成25年1月に「難病対策の改革について（提言）」が取りまとめられた[1,2]。このなかで、難病の治療研究を進め、疾患の克服を追求するとともに、難病患者の社会参加を支援し、難病に罹っても地域で尊厳を持って生きられる共生社会の実現を目指すことが謳われた。厚生労働省では、これらを踏まえ、「難病の患者に対する医療等に関する法律案」として国会に提出。同法は、平成26年5月に成立、翌年1月に施行となった。これにより、難病患者の在宅療養が一層促進されるようになった。

　しかし、医療依存度の高い神経系難病患者にとって在宅移行期には、医療処置に伴うもの、在宅生活に関するもの、ケア体制に関するものといった課題があると示されているように、医療機関から在宅への移行期における不安や負担は多岐にわたる。在宅療養への移行時に発生するこのような多くの課題を、家族だけで解決することは不可能である（西島ら〈2005〉）[3]。

　当事者や家族のニーズを尊重しつつも、多くの不安や課題を解消するためには、現状を当事者等が自ら把握、分析し、明らかになったニーズ等を踏まえた上で、専門家とともに対応について相談し、対策を決定するといった当事者やその家族本人の技術が重要になる。そこで、以下の事例をもとに、ヘルスプロモーションの「5つの活動」の「個人技術の開発」の視点から、技術の開発に必要な構成要素を考察するとともに、それを支える支援者の技術についても検討する。

3 亜急性硬化性全脳炎の原因や臨床症状等について

　事例の紹介の前に、当該疾患について簡単に解説しておく。

1）原因・発病時期

　亜急性硬化性全脳炎[4,5]の英語名は、SUBACUTE SCLEROSING PANENCEPHALITISで、SSPEと略される。進行性の非常に重篤な疾患である。

　この疾患は、麻疹ウイルスが脳に感染して起こる。すなわち、麻疹に罹って完全に治った後、麻疹ウイルスが体内に長期にわたって潜伏していて、数年から数十年という長い間にウイルスの

種類が変化して脳の病気を引き起こす、と考えられている。

　麻疹に罹った場合、その後にSSPEになる確率は、わが国では100万人に16人程度である。患者全体の8割が2歳未満で麻疹に罹患していた。多くは、3歳から15歳までに発病し、なかでも6〜9歳の頻度が最も高い。

2）疫学

　わが国における現在のSSPE患者数は推計150人であり、そのうち特定疾患医療受給者証交付件数は平成26年度では全国で83人である。麻疹ワクチンが普及する以前には年間で10〜15例ほど発生していたが、麻疹ワクチンの普及以後は年間1〜4例程度に減少している。発症率は、麻疹の罹患者数万人に1人程度とされている[4]。

3）臨床症状

　臨床症状は通常、次の4期に分けられる。

　第1期には、精神面の異常として、学校の成績が落ちる、注意力や集中力が低下する、性格が変わったり、何でも嫌がったり（拒絶）、自分の殻に閉じこもったり（自閉）する傾向が出現する。また、ものが上手く言えなくなったり、口数が少なくなる。運動能力や動作面の異常としては、発作的に全身が痙攣したり（発作）、急に体の力が抜ける（脱力）ことがある。字が下手になったり、動作が鈍くなる、片側の手足がきかなくなる、といったことも起こる。

　第2期には、精神面・運動面の異常が一層際立ってくる。瞬間的に腕や足が曲がるミオクローヌスという一種の痙攣が繰り返し起こるようになる。

　第3期には、話が通じなくなり、自分からものを言わなくなる。自分で手足を動かすこともなくなり、食べ物を噛んだり、飲み込むこともできなくなる。意識は徐々にはっきりしなくなり、寝たきりとなる。ミオクローヌスがますます強くなり、不規則な運動が現れる。腕や足の筋肉が硬くなり、汗やよだれが出たり、高熱が出たりする。

　第4期には、腕や足が硬直したり、側湾などが顕著になる。両方の腕が伸びたままになり、内側にねじれた位置を取ったり（除脳姿勢）、両腕が肘で曲がり、両足は伸びたままになったり（除皮質姿勢）する姿勢異常が目立ってくる。やがて、開眼していても呼びかけに反応しなくなり、ミオクローヌスも見られなくなってくる。

　全経過は数年にわたるが、数か月で第4期に至る急性型（約10％）、数年以上の経過を示す慢性型（約10％）も見られる。

4）治療・医療処置

　現在、決定的な治療法は確立されていないが、イノシンプラノベクスやインターフェロンなどの抗ウイルス薬の経口投与、髄注あるいは脳室内投与が行われる。

　病期が進行すると、口から食事が摂れなくなり、鼻から胃まで栄養チューブを入れたり、腹部から直接胃にチューブを入れたりして（胃ろう）、栄養を補給する処置が行われる。また、呼吸

状態が悪くなり、それを補うための下咽頭挿管、気管切開、人工呼吸器などが使用され、医療ならびに介護を多く要する状態になる。

5）予後
　薬物療法等により、症状の進行が抑えられたり、改善を示すような例が見られるようになり、従来に比べて、死亡までの期間は平均6年と著しく延長した。しかし、完治することは稀であり、一般的には予後不良である。

6）親の会
　「SSPE青空の会」[5]という、SSPEの患者とその家族、および医師、教師、看護師、ケースワーカー等の賛助会員からなる親の会が設立されている。その活動内容は、SSPEに関する情報交換、2泊3日の国内サマーキャンプの開催、SSPE患者実態調査、保険薬指定の陳情などであり、患者家族のサポートと社会や行政への啓発活動が行われている。

4 考察対象事例の概要と療養者家族に対する調査の方法

1）事例紹介
【対象者】発症当時16歳、女性
【疾患名】亜急性硬化性全脳炎（SSPE：subacute sclerosing panencephalitis）
【家族構成】父（本人発症当時50歳代）、母（当時40歳代）、長女（当時10歳代）、次女（本人）の4人家族で、都心郊外のマンションに居住。主な介護者は父であり、福祉関係の専門職として勤務していたが、娘のために退職して介護に専念する。母は、建築士として正社員で勤務している。

2）事例に対する支援の経過と検討
①本人の病状・生活状況
　平成9年6月、16歳で症状出現。検査入院となり、同年7月に確定診断。9月に一度、退院する。12月の外来検査で脳萎縮の進行が認められ、平成10年1月に全介助となったが、同年3月頃にはまだイエス・ノーの意思表示が可能であった。
　同年5月に尿量が減少し、呼吸が不安定になったため、救急搬送され、二度目の入院。その頃から意識がなく、自発呼吸も徐々に弱くなったため、気管切開施術、人工呼吸器装着、次いで胃ろう造設術が施行される。7月には、脳波が限りなく脳死に近い波形となる。その後、徐々に状態が安定する。

②関係機関との連携
　父親が、在宅療養の実現に向けて、関係機関とのコーディネーターの役割を担った。当初は、担当医から在宅療養は困難であると説明されたが、両親が根気強く説得したため、両親の思いを

尊重する形で担当医が受け入れ、具体的な検討が開始された。

平成10年8月には、在宅療養に向けたカンファレンスの第1回目が開催された。その後、入院先の病院、地域の福祉事業所、保健所、児童相談所、訪問看護ステーション、養護学校などが加わり、在宅での医療・看護・介護の体制づくりのための検討会を何度も重ね、24時間の看護および介護シミュレーションを行い、在宅療養に向けた具体的な調整が進められた。とくに養護学校の校医は、人工呼吸器を装着した児を在宅療養に移行させた経験とノウハウの蓄積があったため、それらを参考に連絡調整が実施された。

その後、平成10年11月に院内模擬外泊、第1回目の試験外泊、12月に2度目の外泊を経て、在

表1 臨床症状および家族のニーズの経過

	本人	家族		関係機関
	病状、生活状況	思いとニーズ	行動	支援と結果
第1期	転倒、歩行困難、文字が書けない、けいれん発作の回数が増加。急激に状態が悪化。	娘の突然の発症と急激な悪化による混乱と絶望感。〈ニーズ〉状況、原因、予後を知りたい。残された時間を、1日1日を大切に過ごしたい。	近医および大学病院を受診する。	確定診断と治療方針を決定。担当医は、症状の急激な進行、根治の困難、致死率の高さ、退院は厳しいことを家族に説明する。⇒入院加療
第2期	自力で立つことが困難で車いす生活。			
第3期	ほぼ寝たきり状態。普通学校から養護学校に転校。	現状を冷静に受け止め、これからを考えられるようになる。〈ニーズ〉病気のこと、介護のこと、障害を持つということなど、今まで他人に話せなかったことを話したい。	病気のこと、介護のこと、障害を持つということなど、今まで他人に話せなかったことについて、養護学校の校医や教諭に存分に語る。	養護学校の校医や教諭による、家族の不安や悩みに対する傾聴が行われる。校医の経験談から、在宅療養の可能性を知る。⇒家族は状況を受け入れられるようになる。在宅療養の可能性に気づく。
第4期	気管切開施行、人工呼吸器装着、胃ろう造設。状態は概ね安定。寝たきり状態。〈在宅療養期〉	自宅で娘と自宅でゆっくり過ごすことができる喜びと、介護負担の狭間で悩む。〈ニーズ〉娘の残された時間を、自宅で一緒に過ごしたい。	在宅療養への要望を、病院に粘り強く説明する。	病院は、在宅療養に対して難色を示す。家族の強い意向を受け、地域カンファレンスを実施。家族は、個人的にボランティア等に協力を依頼する。⇒在宅療養の開始
	主たる介護者であった父親が病気を発症し、常時介護が困難な状態。〈在宅と施設の混合療養期〉	在宅生活の安定。〈ニーズ〉家族の健康と娘の在宅療養を両立したい。	医療や行政に直接働きかけ、入所施設の紹介を依頼する。	大学病院やかかりつけ医、行政等が連携・調整を行い、家族に入所施設を紹介する。⇒施設療養と、3ヵ月に1回外泊での自宅療養の併用とした。
	「SSPE青空の会」(親の会)の活動の充実と拡大への貢献。	〈ニーズ〉自分たちと同じように困っている人たちが他にいる。もっと何かできることはないか? 娘がこのような状態でも生きている価値や存在意義を示したい。	「SSPE青空の会」の活動が、当事者やその家族のニーズに沿ったものになるよう、充実を図る。	医療関係者や地域住民もSSPE親の会に賛同する。

宅療養開始となった。

③SSPE青空の会の活用

セルフヘルプグループ「SSPE青空の会」では前述のように、疾患に関する勉強会やサマーキャンプなどが実施されていた。

そうしたなか、本事例家族の加入後から、麻疹予防接種の受診勧奨を目的としたDVDの作成、在宅療養に関する勉強会など、患者家族のニーズに応じた活動へと充実が図られた。また、ほかの難病患者団体と連携し、患者と家族が気兼ねなく旅行できる場（コテージ）を山梨県内に建設したり、年1回のチャリティーウォーキングを主催するなど、セルフヘルプグループ活動の拡大にも貢献している。

3）考察・研究方法等

本事例に対する分析には、資料分析と家族へのインタビュー結果を用いた。

資料分析では、家族が保管していた療養者本人に関する資料のなかから、在宅医療への移行に関連があると思われる資料を家族に選択してもらい、その提供を受けた。資料については、平成25年8月から翌4月下旬までの事例とその家族の病状および生活状況、家族の思いとニーズ、家族の行動、関係機関の支援と結果を経時的に整理し、一覧表にまとめた（**表1**）。

インタビューでは、先の資料内容をもとに、事例の家族（両親）に対して、計1時間ほどの聞き取りを実施した。これらのデータから、在宅療養の実現を可能にした要素を「個人の技術」と「支援者として必要な技術」の2つの視点から考察した。

なお、資料の受領およびインタビューは、平成25年6月から7月にかけて行った。倫理的な配慮として、個人情報および関係機関については個人等が特定されないようにプライバシーを保護すること、出版以外には使用しないことを家族に説明した上、了承を得た。

5 亜急性硬化性全脳炎患者の在宅療養を可能にした要因

1）在宅療養の実現を可能にした「個人の技術」の要素

家族の言動から、在宅療養の実現を可能にした「個人の技術」の要素として、病状の第3期からは、①「思いを他者に伝達し、共有する技術」、②「情報を収集し、課題を認識する技術」、また第4期からは、③「課題の解決方法を検討する技術」、④「課題解決のために行動する技術」が抽出された（**図1**）。

①「思いを他者に伝達し、共有する技術」

「思いを他者に伝達し、共有する技術」とは、当事者やその家族自身の不安、課題、意思等の思いを家族内、関係機関、仲間同士で共有するために、当事者やその家族が自ら共有すべき相手に発信することである。発信することにより、不安の解消が加速し、悩みが解消に向かい、専門職等と連携体制を整えるきっかけが生まれる。現場ではしばしば、事前調整の名のもと、支援者が先回りして関係機関等に発信してしまうことが多い。こうした動きは、連携体制をスムーズに

構築する上で非常に重要である。しかし、他者と思いを共有して共感を得るという点では、当事者やその家族からの思いを込めた発信に勝るものはないだろう。

本事例においても、養護学校の校医や教諭への不安や悩みの表出、在宅療養への強い要望、セルフヘルプグループ活動への参加など、家族自身からそのときどきにおける思いが多くの人に発信されていた。そのような声が共感を呼び、「在宅療養」というアイデアの提示、在宅療養の実現に向けた支援体制、セルフヘルプグループ活動の充実や拡大などを後押したのではないかと考えられる。

②「情報を収集し、課題を認識する技術」

「情報を収集し、課題を認識する技術」とは、信頼性の高い情報を収集して判断材料を集め、専門家などとも相談し、当事者やその家族が願う「あるべき姿」と「現状」に差異があることを自覚して、その差異を「解決したい課題」と認識することである。情報収集の方法としては、インターネットなどで検索する方法が主流になりつつあるが、その場合、膨大な情報量から正しい情報を取捨選択することが重要である。また、情報に精通していない状況下では、課題の在り処が意外にわからないことが多い。抱えている課題を「課題」と認識するためには、直面する事態に精通する専門家に相談し、専門家の視点から現状を読み解くことも有用である。

本事例においては、養護学校の校医、大学病院や在宅医療を行う医師などから情報収集し、在宅療養を開始するための課題を明らかにしていた。このことが、短時間で在宅療養を実現できた

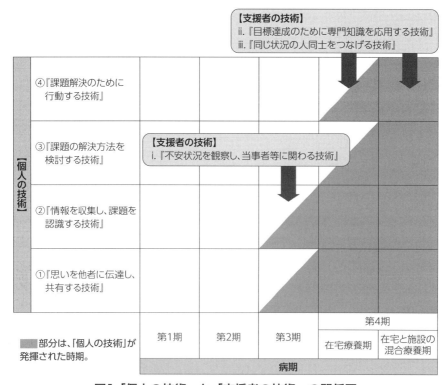

図1「個人の技術」と「支援者の技術」の関係図

大きな要因だったと考える。
③「課題の解決方法を検討する技術」
　「課題の解決方法を検討する技術」とは、明らかになった課題をどのように解決するかを検討し、概ねの計画を立てることができる技術である。これは、新しい解決策を生み出すというよりも、既存の解決策を参考に専門家と相談しながら方法を選択したり、代替可能な案を検討したりすることを意味する。これらが、その後の課題解決のための主体的な行動へとつながると考える。
　本事例では、入院加療から在宅療養への切り替えや、在宅療養と施設療養の併用など、その時点での「あるべき姿」の実現策や、主たる介護者であった父親が病気を発症し常時介護を行うことが困難な状況に対する代替可能な解決策を提示していた。これらは、理想の実現を諦めることなく、しかし状況の変化に伴い、柔軟に対応できる重要な技術であると考えられる。
④「課題解決のために行動する技術」
　「課題解決のために行動する技術」とは、上記③で検討した課題の解決方法を実際の行動に移すことである。
　本事例においては、さまざまな関係機関や友人などに協力を依頼し、現に在宅療養を実現させている。さらに、セルフヘルプグループ活動では、疾患予防を目的とした予防接種の啓発活動や、他団体と連携した活動を展開している。

2) 在宅療養を実現した「個人の技術」は、思いを表出し、意思決定する技術

　上記の「個人の技術」4項目の意義と関係性について、ここで整理しておきたい。
　まず、①「思いを他者に伝達し、共有する技術」によって、メンタルコントロールと周囲の理解を得て、家族自身の健康状態を保持していたと考える。こうして健康状態が保たれることで、②〜④の項目に進むことができる。②「情報を収集し、課題を認識する技術」で課題の認識をし、③「課題の解決方法を検討する技術」で解決方法を計画して、④「課題解決のために行動する技術」で実行に移している。
　圓岡ら（2011）[6] は、H.サイモンが提唱している意思決定モデルとして、「意思決定の過程は問題の認識・把握する段階（「インテリジェンス活動」）、問題の解決方法や代替可能な案を探索したり、新たに考案する段階（「設計活動」）、代替案を比較検討、評価して選択する段階（「選択活動」）、過去の選択の再検討（「再検討活動」）の4つの活動」が行われると紹介している。
　上記②〜④の項目は、この意思決定モデルの4項目に類似している。すなわち、②「情報を収集し、課題を認識する技術」はサイモンの「インテリジェンス活動」に該当し、③「課題の解決方法を検討する技術」は同じく「設計活動」に対応する技術と考えられる。また、④「課題解決のために行動する技術」には一部、「再検討活動」が含まれる。
　これらから、本事例における「個人の技術」とは、思いを表出する技術と、課題解決のための意思決定に関連する技術である、と考える。

3）在宅療養を可能にする「支援者として必要な技術」の要素

　本事例の経過から、在宅療養の実現を可能にする「支援者として必要な技術」として、病状の第3期からは①「不安状況を観察し、当事者等に関わる技術」、第4期からは②「目標達成のために専門知識を応用する技術」、③「同じ状況の人同士をつなげる技術」が抽出された（**図1**）。

①「不安状況を観察し、当事者等に関わる技術」

　「不安状況を観察し、当事者等に関わる技術」を抽出した理由は、本事例のように当事者やその家族は、常に不安を積極的に訴えるとは限らないからである。

　しかし、そのような不安を抱える人は、いつもと異なる態度や表情を表出していることが多い。沈んだ態度ばかりではなく、とても明るく見えるような態度もあるため、「いつもと異なる」を観察することが重要であると考える。そして、当事者やその家族に接近し、様子をうかがいながら声をかけたり、傍にいるなどして、「ここでは不安を表出してもよい」というメッセージと雰囲気をつくり上げることが重要である。

②「目標達成のために専門知識を応用する技術」

　「目標達成のために専門知識を応用する技術」とは、目標を達成できるかどうかを単に前例と比べて判断するのではなく、当事者やその家族が願う個別性の高い目標を達成するためにはどのように対応していくべきかを、持ち得る知識と人脈を総動員してともに考える、ということである。

　本事例においても、医療依存度の高い患者の在宅療養は当初、それまでの在宅医療の常識では困難であると考えられた。しかし、さまざまな関係職種の知識と経験と調整力で実現を可能にしたところからも、この技術の重要性がうかがえる。

③「同じ状況の人同士をつなげる技術」

　「同じ状況の人同士をつなげる技術」は、本事例において、とくにセルフヘルプグループ「SSPE青空の会」の加入と活動の充実・拡大に大きく貢献した。

　保健医療福祉分野の関係者は、同じ疾患あるいは同様の課題を持つ患者やその団体に関して、比較的信頼性の高い情報を把握している。そうした情報をもとに、同じ境遇の人や団体とつなぎ、思いの共感や情報交換を促進することで、患者家族のメンタルサポートや生活等の実質的な困難を乗り越える環境が整備できる。また、セルフヘルプグループとしての団体活動は、本人や家族が実際に抱えている課題を解決するための情報源であり、仲間づくりの場となることから、人や団体とつなぐことは重要な支援技術であると考える。

4）「支援者として必要な技術」は、直接的な支援と環境を整える技術

　上記の「支援者として必要な技術」3項目の関係性については、①「不安状況を観察し、当事者等に関わる技術」で本人や家族の不安の表出を容易にし、②「目標達成のために専門知識を応用する技術」で課題解決の具体的な方策を定め、③「同じ状況の人同士をつなげる技術」で仲間づくりなど課題解決の環境を整えていた、と見ることができる。

　これらから、本事例における「支援者として必要な技術」は、当事者やその家族の思いの表出・課題解決の具体的な方策などの直接的な支援と、それらの推進を容易にするための環境を整

える技術であると考える。

6 ヘルスプロモーションとしての「個人の技術」の開発と育成

　医療依存度の高い在宅療養者は、ニーズの個別性が非常に高く、画一的なサービス提供ではニーズを十分に満たすことができない。

　そのため、当事者やその家族自らが思いを表出し、課題を抽出して解決方法を選択し、行動に移すための「個人の技術」を開発・育成することが大切である。

　一方、支援者は、そうした当事者や家族の思いの表出と課題解決に向けて、当事者やその家族とともに考えたり、悩んだりしながら、患者家族の意思決定に寄り添うと同時に、関係機関と連携して、課題解決に向けた行動を容易にする環境整備の開発を行うことが求められる。

　これらのプロセスは、「人々が自らの健康とその決定要因をコントロールし改善することができるようにするプロセス」と定義されるヘルスプロモーションの概念と重なるところが多いと言えるであろう。

＊本研究の実施にあたり、情報提供くださったご家族、および情報整理作業に協力いただいた以下9人の学生ボランティアに感謝の意を表する。
　帝京大学看護学科学生3年＝岩澤拓哉、岡前史織、長田英里香、安井彩夏、同2年＝神山碧衣、平野友理、同1年＝島尻憲、須田正大、工せいら（執筆当時）

健康社会学研究会からのコメント

鎌倉女子大学短期大学部　臺　有桂

　本稿からは、【個人技術の開発】とは、専門家が一方的に健康教育や保健指導として与えるものではなく、対象者が潜在的に持っている力量を発現させることである、ということを改めて実感させられる。

　本事例とその家族（以下、当事者）は、思いがけない難病の発症で混乱し、絶望するといった困難に恐らく直面したであろう。本文中には、詳細な記述はないが、発症後にあらゆる関係者が気持ちを表出させても構わないと伝える、そして見守る、環境を整える、機を見て手を差し伸べるなど、【パートナー】として当事者らを支えたであろうことが想像できる。そして、そのようなさりげないパートナーたちの支援が、当事者の持つ本来の力を発揮させる【能力形成】につながったのだと推察される。それは、家族が戸惑いながらも次第に情報収集をし、課題解決のための判断、行動と"個人の技術"を高めていったことから読み取ることができる。

　支援者は、事例に向き合ったとき、できていないこと、あるべき姿とのギャップについ目を向けがちである。しかし本稿では、当事者の思いや状況を丁寧にアセスメントし、当事者がどのように過ごしていきたいのか、そのQOLの実現に向け、できていることに焦点を当て、当事者自身が主体として活動できるように後押しすることの大切さについて触れられている。

　また本稿には、個人の課題から、同じような課題を抱える他者や集団であるセルフヘルプグループ（親の会）に目が向き、会の一参加者から活動の要を担い、さらには地域システムへと展開していく、すなわち【個人技術の開発】から、セルフヘルプグループといった【地域活動の強化】に展開し、さらには【健康を支援する環境づくり】である地域システムへと発展していく、そのような可能性をうかがわせる記述がある。

　昨今、社会的弱者の自立を促進せよと声高に叫ばれているが、自立とは本来、何でも自分でこなすことを指しているわけではなく、できることは自身で、そしてできないことは他者をうまく頼ることなのではないだろうか。これが本質であるとするならば、当事者がSOSを発信する先や依存できる他者が周囲に複数あることが自立の促進につながるのだと考えさせられる実践である。

　本稿は、難病の一事例ではあるが、このなかで示されている"個人の技術"や"支援者として必要な技術"は、地域におけるソーシャルキャピタル創出に向けた場面においても、普遍かつ有効な技術と言えるであろう。

[引用・参考文献]
1) 厚生労働統計協会．国民衛生の動向（2014/2015）
2) 厚生省．昭和62年厚生白書
3) 西島治子，三輪眞知子，松原三智子他．神経系難病患者の在宅移行期における課題．滋賀医科大学看護学ジャーナル．3(1)：87-94.
4) 難病情報センター．亜急性硬化性全脳炎(SSPE)http://www.nanbyou.or.jp/entry/204（2016年1月30日にアクセス）
5) SSPE青空の会．SSPEとは　http://sspeaozora.web.fc2.com/explain.html（2016年1月30日アクセス）
6) 圓岡偉男．意思決定の基礎構造に関する一考察．東京情報大学研究論集．2011；15(1)：49-61.

第2部 「5つの活動」の展開例

第4章 個人技術の開発

2 住民一人ひとりの主体性を引き出す歯科保健活動の取り組み
〜健口体操を活用した住民との協働を通して〜

千葉県市原市保健センター　高澤みどり

1 「健口(けんこう)体操」を活用した住民主体の歯科保健活動

　千葉県市原市（以下、「当市」とする）では、「健口体操」を活用した、住民主体に重点を置いた歯科保健活動を展開している。ここでは、ヘルスプロモーション活動における「個人技術の開発」、なかでも住民の主体性を引き出す場面に焦点をあてて、本事例の経過や実際について記す。
　とくに、当該活動における発展過程の振り返りを通して、活動の中心的なメンバーとして関わろうとした住民一人ひとりの主体性が発揮されるための決定要因を探り、活動を前進させる可能性と課題について、自治体歯科衛生士の立場から検討を行ったので、紹介する。

2 住民の活動継続要因をヘルスプロモーションの視点で検討

自治体歯科衛生士から健康なまちづくりを振り返る

　本事例を取り上げた理由は、次の2点である。
　1点目は、筆者自身が自治体歯科衛生士として、健康なまちづくりという視点から住民の歯科保健活動に関わってきた経験と、多くの自治体における計画策定の目的化や住民参加のあり方への疑問を共有したいと思ったからである。自治体の行政計画は、住民参加を取り入れて推進されている一方、策定過程への「限定的な住民参加」や「形式的な住民参加」も見られ、それを疑

問視する見解も見られる[1), 2), 3)]。このようなことから、ヘルスプロモーションの視点を通して、住民が住民を支える仕組みづくりとしての健康なまちづくりに向かっていけるような当市の支援について振り返ってみたいと考えた。

2点目は、1点目を踏まえ、当市における取り組みが本来の意味での住民参加の実現を志向したものへと多かれ少なかれ進んではいるものの、その現状を整理するなかで、今後の検討課題も見据えていきたい、と考えたためである。

このような理由で、当市における歯科保健活動に焦点を当て、筆者ら自治体歯科衛生士が住民主体となるように仕向けたプロセス、およびその主体性を引き出す支援を受けて活動に携わった住民の活動参加に関する継続要因を検討することにした。

今後の課題と「個人技術の開発」の視点を踏まえた検討

当市における取り組みの大まかな流れは、次の通りである。

平成17年度を初年度とする健康づくり計画「健康いちはら21」の中間評価を踏まえ、市民との協働による健康づくり、健康なまちづくりを検討し、「健康いちはら21改訂版・増補[※1]」(平成23〜28年度)を策定した。とくに平成21年度に実施した中間評価では、「計画書に息を吹き込もう!」と本棚のすみに追いやられない計画づくりに取り組むとともに、計画の目指す姿と日常業務が連動するモニタリング体制も整えた。

以下、平成21年度の中間評価の前後以降の当市におけるヘルスプロモーションの視点をより意識した取り組みへと移行していく過程について整理するとともに、より主体的な形で活動に参加している住民の活動継続要因をヘルスプロモーションの「5つの活動」の一つである「個人技術の開発」という視点を踏まえて記述する。

3 首都圏でも有数の広域都市・市原市の概要

当市は、千葉県のほぼ中央に位置し、姉崎、五井、市原地区の沿岸部には石油コンビナート地帯、また南部の南総、加茂地区には農村地帯が広がり、養老渓谷などの豊かな自然にも恵まれている。姉崎、市原、五井地区のJR内房線沿線には住宅地が広がっており、東京都や千葉市、あるいは沿岸部工業地帯の通勤圏となっている。

面積は368.20平方km、人口は28万340人、高齢化率は25.1%(年少人口比率12.3%)である(平成27年1月1日現在)。

当市は、主に10地区[※2]から構成され、県下一および首都圏でも有数の広域都市である。地区別では、ちはら台地区が高齢化率10.1%(年少人口比率21.8%)と最も低く、加茂地区が高齢化率

※1 めざす姿は、「自然とたわむれ 笑顔がいっぱい 食べよう!動こう!楽しもう! みんなが いちはら健康大使」である。
※2 姉崎、市原、五井、三和、市津、辰巳台、南総、加茂、有秋、ちはら台である。

42.9%（年少人口比率5.8%）と最も高い[※3]。一世帯当たりの人員は、平均2.3人であり、地区別ではちはら台地区が3.0人、ほかの9地区は2.2～2.5人である（平成25年10月1日現在）。平成15年度以降、人口減少傾向が続き、平成25年に減少数は県内ワースト1位、翌26年にもワースト2位となっており、今後も減少傾向が続くと推測されている。市外への転出による社会減が原因で、とくに若者、女性の社会減が目立っており、少子高齢化が全国平均より早く進行することが予測されている。

なお、本事例の住民組織（「いちはら歯っぴい8020応援隊」メンバーおよびリーダー）は、全市を対象としているが、結果的には10地区のうち、JR内房線沿線を中心とした姉崎、市原、五井地区、および市南部の南総地区の住民が主体となっている。

4 市原市における歯科保健活動の展開過程

健康いちはら21とその改訂、歯と口腔の健康づくり推進計画の策定

当市では、常勤歯科衛生士3人が歯科健診や歯科健康教育に従事しており、とくにこれまでは「健康いちはら21」の重点課題であった乳幼児期のむし歯予防対策を中心に歯科保健事業を実施してきた。

その後、平成21年度の中間評価にもとづき、乳幼児期におけるむし歯予防対策に一定の成果が見られた一方で、「年齢とともに歯を失う人が増えている」「学齢期における永久歯のむし歯が多い」という新たな課題が指摘されたことを受け、「改訂健康いちはら21」では、「いちはらを かみしめ 味わう 笑顔の8020をめざそう[※4]」を歯と口腔の健康分野の目指す姿として掲げ、歯周病予防や永久歯のむし歯予防対策が重点目標に位置づけられた。

いわば、歯と口腔の健康を、「歯と口腔」のみを対象とするのではなく、歯と口腔を通じた食事、会話、人とのコミュニケーションなど、質の高い生活を送るための重要な役割として位置づけたのである。

このようなことから、「改訂健康いちはら21」では、個人の心理的な側面や社会生活、そのなかで生から死というライフ・ロング・アプローチによる人生の質的な側面をより強調する形で事業が展開されることになった。さらにその本文には、「当市の特産物である野菜や果物をはじめ何でもしっかりよく噛んで味わい、おいしく、楽しく、笑顔の毎日が過ごせる」ことを目指すために、「千葉県歯・口腔の健康づくり推進条例」にもとづいて、歯や口の健康づくりを住民との協働で進めていくことが明記された。

また併せて、平成25年4月1日に施行された「笑顔輝く市原市民の歯と口腔の健康づくり推進条

[※3] 高齢化率10%台2地区、20%台4地区、30%台3地区、40%台1地区である。
[※4] 市の特産物である野菜や果物をはじめ何でもしっかりよく噛んで味わい、おいしく、楽しく、笑顔の毎日が過ごせることを目指すために、歯や口の健康づくりを住民との協働で進めていくことが明記されている。

例」にもとづき、市原市歯と口腔の健康づくり推進計画（仮称）策定に向けて、推進会議を立ち上げ、計画策定の検討を行っている。

歯科保健活動の「担い手」という面で課題

　当市における歯科保健活動は、このように展開されてきているわけであるが、「健康いちはら21」「改訂健康いちはら21」、そして「市原市歯と口腔の健康づくり推進計画（仮称）」の策定過程のうち、とくに初期の「健康いちはら21」の段階では、計画づくりが推進される一方で、住民が担い手となる歯科保健活動という点で課題を残すこととなった。

　具体的には、当市における保健活動を行う推進員は、食生活改善推進員および地域保健推進員（母子保健推進員を兼ねる）のみで、いずれも市長の委嘱を受けての活動であり、そのために本来の自主的な組織とは異なって、住民主体の活動が展開されにくいという側面があった[4]ことが考えられる。実際、住民主体の保健活動を支援する講座等は開催されておらず、母子保健計画の歯科保健分野で明記されてはいたが、住民との協働で行う歯科保健活動は実現していなかった。

　そこで、筆者および当市の歯科衛生士や歯科保健活動を推進する行政関係者は、歯科独自で歯科保健推進員を立ち上げるべきか、既存の推進員による兼務で活動を進めるか、検討を重ねた。そうしたなかで目をつけたのが、ある一つの健康づくり講座であった。

　次は、その健康づくり講座を中心に活動の展開過程について述べていく。

5 ヘルスプロモーションの視点を取り入れた健康づくり講座

社会参加の機会を促し、周囲に伝え、健康なまちづくりを目指す講座

　前述したように、住民主体の保健活動を支援する講座について検討を重ねていたところ、平成20年度より、健康いちはら21を推進する健康づくり講座「心も体もいきいき講座」が開始されることになった。

　この講座は、老人保健法の病態別予防教室から、健康なまちづくりを目指す講座として新しく立ち上げられたもので、当初の基本健康診査をもとにした予防教室から脱して、社会参加やまちづくりといった視点から個人の健康を高めていく機会づくりまでを念頭に置いたものである。

　当該講座は全12回コースの選択制で、対象者は開講式と閉講式に参加できることを条件とし、年齢制限は設けていない。筆者らには「これだ！」という直感が走り、講座自体の立ち上げや内容の検討段階から携わっていくこととなった。そして、住民が参加したくなるような運営方法や講座名などについて、担当者間の共有を図った。

　企画段階から携わるなかで念頭に置いたのは、①参加体験型の講座にする、②講座卒業後のステップアップとして参加者が交流を図り学んだことを家族や地域へと伝えていく――という2点だった。

自主グループ活動や地域活動に昇華することを念頭に

最初の段階で行ったことは、職員のための研修会の開催である。

研修会では、アイスブレーキングやグループワークの技法、これまでの「生活習慣病予防のための保健行動変容に重点を置いた講座運営」から「ヘルスプロモーションの視点での講座運営」を行っていくための勉強会などを重ねた。具体的には、①事業担当者のリーダーシップのもと、担当課の成人班全体で打ち合わせを行い、目的の共有化を図る、②住民が参加したくなるような講座名を工夫する、③各回ともグループワークを実施することとし、そのためのスタッフへのファシリテーション研修も行った。

その上で開催した当該講座は、平成20年8月27日から翌年2月18日の間に行われた。受講者が10年後の自分を意識し、自分の健康について考え、いろいろな知識を学び体験することにより、目標をもって自分自身や地域の健康づくりに取り組んでいくことができるように、そして参加者が自主グループ活動や地域活動ができるように支援することを目的とした。

講座名の工夫、生涯学習センターとの連携で男性参加者が増加

参加者の募集告知を広報紙へ掲載したところ即、定員に達した。参加者は30歳代～70歳代の男性3人（60歳代2人、70歳代1人）、女性75人（30歳代2人、40歳代3人、50歳代27人、60歳代41人、70歳代2人）の計78人で、主にJR内房線沿線の市原地区、五井地区、姉崎地区を居住地とする層であった。初年度は60歳代を中心に女性が大半を占めたが、その後、男性が増加し、現在は男女比が半々である。

立ち上げ段階から講座名を工夫し、当初の「心と体もいきいき講座」から「いちはら健康アカデミー」へ、その後は現在の「いちはら市民大学健康づくりコース」へと変遷をたどっており、教育委員会生涯学習センターとの連携を図りながら開催している。

「いちはら健康アカデミー」へと名称を変更した際には男性が増加し、「市原市民大学健康づくりコース」に変更した後には男女比が1：1となった。「いちはら市民大学健康づくりコース」となった現在は、さらに男性の割合が高くなっており、講座名の工夫は参加を促す上では重要な因子になると考えている。

このような形で平成20年度以降、26年度までに延べ471人が当講座に参加した。そして、当講座の参加者から自主グループが誕生していくこととなる。

次は、当講座の内容を含め、自主グループの展開過程について述べていく。

6 講座参加者による「いちはら歯っぴい8020応援隊」の結成

千葉県オリジナルの健口体操を「夫にも教えたい」「孫と一緒にやりたい」

初年度の当講座では、健康いちはら21の歯の健康分野のテーマにもとづき、「お口の体操でス

マイルアップ！エレガンスアップ！おいしく・楽しく・キレイを目指しましょう！」と題して、健康運動指導士の原眞奈美氏を講師に招き、同氏が振りつけを担当した千葉県オリジナルの健口体操「スマイルアップ！ちば体操」を中心に実施した。

「スマイルアップ！ちば体操」は、平成17年度に千葉県からの委託を受けて、社団法人千葉県歯科衛生士会（当時）が作成したもので、幼児から高齢者まで誰でも楽しくできる健口体操である。このようなオリジナル体操は、作成で終わることなく、いかに普及させていくかということが大事である。筆者も、当初より住民との協働を通して、この体操を普及させるためのノウハウを模索した。

ただ、これまでは専門職が健康教育を中心に実施するケースが多かったため、どのような形で住民との協働を展開していったらよいか、その方法論が見えない状況であった。健康づくりの講座が誕生したことをきっかけとして、本当に住民参加を促すことができるのか、実際には参加者からどのような反応があるのか、不安のほうが大きかった。

しかし、講義後のグループワークで参加者から、講座で大きな声を出したことや印象的な「スマイルアップ！ちば体操」に新鮮な驚きがあったとの声が聞かれ、「もっとやりたい」「夫にも教えたい」「孫と一緒にやりたいのでもっと練習したい」など、次の機会を望む感想が数多く上がってきた。こちらが予想していた以上の反応があり、自主的な活動に対する参加者の意識も高まっていった。

「歯っぴぃ8020応援隊」に続き、自主グループが続々誕生

その後、当該講座の卒業生のなかから、市民ボランティアグループ参加希望者を対象として、平成21年1月と2月に育成講座を2回開催した。そして、育成講座受講者のうち、ボランティア活動を希望する50～60歳代の女性を中心とした12人と、市の健診に従事している臨時職員の歯科衛生士5人がサポートに加わる形で、ボランティアグループが発足した。サポートに歯科衛生士が加わることにより、ほかの市民メンバーからは安心できるとの声が上がった。発足当初には、17人が登録した。

この育成講座では、名称の案を受講者から出してもらい、投票により「歯っぴぃ8020応援隊」（以下、「応援隊」）に決定した（現在は、いちはら歯っぴぃ8020応援隊）。この応援隊は、前述の「心も体もいきいき講座」から誕生した第1号の自主グループである。これに続き、「ここから元気ひろめ隊」「ここから劇団梨組」「ストップたばこキャラバン隊」、さらに「Let's KD ★21（レッツここからダンシングスター21）」といった自主グループが発足し、活躍している。これらの自主グループは、すべて無償ボランティアである。

ちなみに、市から委嘱されている「市原市食生活改善推進協議会」「市原市地域保健推進員協議会」、およびここに紹介した自主グループは、「改訂健康いちはら21」を推進する「いちはら健康大使」に任命されている。それぞれの活動のベクトルを計画の目指す姿に向けて、互いの活動を共有し、連携を図りながら活動している。

7 自主グループ「歯っぴい8020応援隊」の実践活動

子育て会や高齢者の集まりでの出前講座ほか、多様な活動

平成20年度に発足した「歯っぴい8020応援隊」（**写真1**）は、子育て会や高齢者の集まりに出向き、健口体操を中心に出前講座という形で活動を展開している（**写真2、3**）。

当初は、市の歯科衛生士と同行することが多かったが、少しずつ応援隊単独での教室も増えてきている。そのほかにも、年4回の定例会での活動報告、研修会や媒体作成（健康教育用のリーフレットやうちわなど）などを行っている。活動にあたって連絡網を作成し、ユニフォームも自費で作成した。

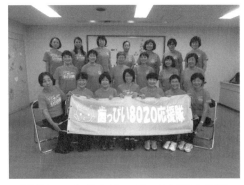

写真1 いちはら歯っぴい8020応援隊

出前講座では、メンバーが健口体操の効用を説明し、受講者が楽しく実践してもらえるような工夫をしている。対象者は高齢者に限らず、幼児や学童にも広げ、さまざまな年代に伝えている。

また、発足後の早い段階から出前講座のメンバーは、千葉県歯科医学大会での県民フォーラムへの出演、日本公衆衛生学会総会の展示ブース出展等を行い、市外や県外へもその活動を広げていた。応援隊自身が自分の言葉で、自らの活動を住民や専門職に伝えていく機会が大きな自信となり、活動のステップアップにつながっている。この一連の取り組みが住民の立場から関わってくれたメンバー一人ひとりの主体性を引き出す契機となったのである。

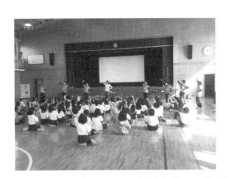 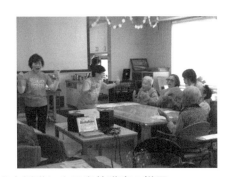

写真2、3 いちはら歯っぴい8020応援隊による出前講座の様子

年間70回以上の教室を開催、5年間で1万人以上が参加

平成23年度には、当市の市民活動支援補助事業に応募し、応援隊の活動が採択された。応募にあたっては、書類作成のためのチームまで発足させて、あらためて自らの活動目的や内容、課題等を明確にしていった。

そうしたなかで、活動目的として、「健口体操を広めることにより、いつまでもおいしく食べたり、話したり、歌ったり、笑顔の絶えない健康で元気な市民を増やし、いきいきとしたまちづくりを目指すとともに、全身と口腔の健康についての普及啓発にも取り組みます」ということを謳った。

また、出前講座の名称も「歯つらつ応援教室」と変更し、自主的に会を運営する方向性が見えてきた。県外の先進地への視察交流会や研修会への参加など自己研鑽にも励んでいる。チラシや手づくりポスターを作成して周知を図り年々、実施回数も増加している。

ちなみに平成26年度は、78回の教室を開催し3,549人が参加した。6年間で、延べ1万5千人近い参加者数となっている（**表1**）。

さらに、25年度の補助事業を受けて、オリジナルDVD[※5]を作成した（**写真4**）。施設等において楽しく健口体操を継続してもらうための内容で、解説は一切なく、すぐに体操に取り組むことができるよう、再生と同時に健口体操の動画がはじまるつくりになっている。

表1 自主活動としての出前講座「歯つらつ応援教室」の実施状況

年度	実施回数（回）	応援隊従事人数（人）	受講者数（人）
21年度	25	113	656
22年度	40	173	1,326
23年度	53	210	2,203
24年度	55	228	2,564
25年度	76	309	3,924
26年度	78	235	3,549

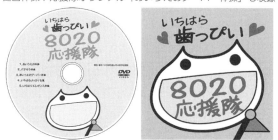

写真4 いちはら歯っぴい8020応援隊のDVD（左）とそのジャケット（右）

8 「応援隊」の活動継続に関する要因

「応援隊」へのインタビュー結果から——

1）自信や生きがいを得て、主観的健康感も向上

発足当初17人だったメンバーも現在は43人が登録し、活動を開始して5年が経過した。

そこで、メンバーの生活や意識の変化を明らかにするべく、活動の継続に関する要因を検討した。具体的にはリーダーから選出された3人（50歳代、60歳代、70歳代各1人）に「5年間におけ

※5 DVDには、健康運動指導士・原眞奈美氏の全面的協力のもと、応援隊オリジナル「あいうえおグーパー体操」も収録されている。

るボランティア活動の経緯」「5年間を通してボランティア活動を継続できた理由」「生活や意識の変化」について、半構成的面接を行った。

これによって明らかになった活動継続の要因として、「仲間や行政との信頼関係」「他者からの評価・賞賛」「活動に関する『ワクワク感』」などが影響していると考えられた。講師に対する憧れも加わり、「少しでも講師に近づきキレイでいたいという思い」と「それを他者にも伝えたいという思い」も、相乗効果となって表れていると思われる。

自主グループ活動を行っているメンバーは、多忙で充実した日々を送っており、その活動が自信となり、生きがいとなっている様子がうかがえた。また、主観的健康感が高まり、生活にも大きな変化を与えている様子が観察された。

2）教育媒体であり、人々を惹きつける「健口体操」も継続要因

加えて、健口体操には、唾液がよく出たり、舌や口腔周囲筋がよく動くようになり、食べ物を安全においしく食べたり、言葉をはっきりさせたり、という口腔機能向上の効果があることから、そうした身体面の変化もうかがえた。

同時に健口体操には、住民への直接的な健康教育の手段のみならず、住民を惹きつけ、自主グループ活動を促す効用を持つことが示唆されている[5]。実際、メンバーは目と手と口の協応を伝えるためにお手玉を活用したり、音楽にあわせて体を動かすなど、健口体操をきっかけに健康教育媒体の開発も検討している。このようなことから、幼児から高齢者まで楽しく行える健口体操自体も、自主グループ活動を促し、その継続も容易にする要因を含んでいると考えられる[6]。

住民参加を仕掛ける立場から――

1）調整のキーパーソン

住民組織の形態について、小山[7]は「委員型」「地縁型」「ライフステージ型」「健康問題型」に区分している。

この区分をもとにすれば、当市における当初の歯科保健活動の推進役は、食生活改善推進員および地域保健推進員（母子保健推進員を兼ねる）のみにより構成された「委員型」の組織形態であった。その後、「心と体もいきいき講座」を入口に「応援隊」へ展開し、活動が広がってからは、「ライフステージ型」へと転換されたと言えるだろう。

応援隊結成時には、活動そのものの方向性についての疑問がメンバーから投げかけられ、筆者自身、メンバーと行政との間でわずかながら隔壁を感じたこともあった。そのようなとき、前出の健康運動指導士が救世主となり、調整のキーパーソンになってくれた。専門家としての健康運動指導士による働きかけによって、メンバーがこれから何をしたいのか、それぞれの思いを言葉で発散できたのだった。

その結果、メンバーから「新しい仲間づくりもでき、外の天気のように陽があたり、まぶしいくらいの未来が開けた」「とても楽しいボランティアになりそう。続けることが大事」「応援隊が一つになったという感じ。みなさんのパワーも200％」「私にも何かできそうな気がします」「ワ

クワクした気持ちに感謝」といった声が発せられ、組織として動きはじめたことを実感した。

2)「ライフステージ型」組織に不可欠な専門的援助

「ライフステージ型」組織は、ニーズが同質であることから、メンバーと行政の間に立つ専門家から動機づけがあれば、比較的容易に組織化されやすく、そして専門家の一方的な介入によるコントロールではなく、適切な資源情報の提供や相談・助言などの専門的援助が重要である、と指摘[8]されている。まさに今回の健康運動指導士の援助的な介入が「ライフステージ型」組織として機能させていったのだろうと考えている。

引き出されたメンバーの潜在的な個人技術

1) 抽出された10の継続要因

メンバー側と住民参加を仕掛ける立場であった行政側の視点から考えると、活動の継続要因としては、次のような事柄が挙げられた。

具体的には、①仲間や行政との信頼関係、②行政とメンバーとの間に立つ専門職の存在、③専門職による介入のスキル、④他者からの評価・賞賛、⑤講師に対する憧れ、⑥活動に関する「ワクワク感」、⑦健口体操の有効性を他者にも伝えたいという思い、⑨参加することが自信となり、生きがいや主観的健康感に直結していること、⑩健口体操という媒体の存在である。

2) 活動過程で磨かれた構築力、企画・実行力、発信力

このようなことから、①信頼関係の構築力、②評価・賞賛を受けることによる成功体験の蓄積を通した、次の活動へと発展させたいという企画力と実行力、③健口体操を媒体とした発信力といった住民の潜在的な力が引き出され、活動の過程においてこれらの力が技術として磨かれていくことになったと考えられる。

活動を振り返って――

■病態別健康教育からの脱却

病態別健康教育を実践していた時期には、専門職から無意識に「健康＝病気ではない」という概念が受講者に伝わっていたと思われる。そうしたなかで、健康づくり計画策定や講座を開催する際には、改めて「健康とは何か？」という思いを住民と共有しておく必要性を痛感した【ヘルスサービスの方向転換】。

保健センターに来所する人々は、健診を受けたり、講座や教室に参加したりするなど、健康感意識が高いと思われるが、自らの保健行動変容にとどまらず、住みよいまち、住んでみたいまち、生活に対する満足感、まちに対する愛着などを意識した、より主観的健康感を高めるような

講座の運営などが求められる。

　今後、「いちはら市民大学健康づくりコース」としては、さらなる社会参加を促し、主体的に講座に参加してもらえるような体制を整えていく必要があるだろう**【地域活動の強化／健康を支援する環境づくり】**。

■変化や評価を認識できるような機会の提供が課題

　一方、「いちはら歯っぴい8020応援隊」は、健口体操というツールを活用し、ワクワク感を感じ楽しみながら、さらに健康づくりの輪を広げている。

　今後は、活動の目標や内容をメンバー同士が語り合う「場」の提供、変化や評価の必要性を認識できるような機会を提供するとともに、住民と行政が共有し、信頼関係を維持できるようにしていくことが必要と考えている。

健康社会学研究会からのコメント

千葉県白井市市民経済部市民活動支援課　松岡正純

　本稿は、ヘルスプロモーションの視点から、個人の主体性を引き出し、組織的な歯科保健活動の展開につなげた、住民参加による健康なまちづくりの好例である。

　その住民主体の組織的な歯科保健活動は、【個人技術の開発】を念頭におき、【地域活動の強化】や【ヘルスサービスの方向転換】を意識した「心も体もいきいき講座」（以下、講座）を企画・実施したことがきっかけとなってはじまっている。

　講座を実施する前段階では、職員研修会を行って職員自身の【個人技術の開発】にも力が注がれ、講座目的に沿った運営を行うための土台もしっかりと築かれている。

　また、講座を実施した後には、卒業生の自主的な活動意欲の高まりに合わせ、より発展的な育成講座がタイミングよく実施されるなど、段階的に主体的な活動の芽を息吹かせるための工夫が上手くなされている。育成講座に歯科衛生士がサポート役として入ることで、個人の主体的な意欲をみんなで共有し、ボランティアグループの発足につなげている。ほかにも、活動グループの名称を受講者に提案してもらって気持ちの一体感や活動への期待感を膨らませたり、「いちはら健康大使」に任命してグループに所属し活動する使命感を駆り立てるようにするなど、主体的な活動に発展させる工夫や取り組みが随所に見られる。

　さらに、自主活動がはじまると、グループ単独での出前講座の開催を少しずつ増やし、市内外での活動発表の経験を積み重ねるなどし、一人ひとりが自信をつけることを通じて、グループ全体の勢いある活動につなげている。

　一方、こうした過程のなかで、歯科衛生士だけでは解決しづらい問題が発生した場合に外部専門家の力を借りてメンバーの思いを調整したり、活動資金に市民活動支援補助事業の補助金を活用するなど、さまざまな資源をうまく投入している。

　このように、講座中から活動に至るまでのさまざまな場面において、押しつけ的ではなく、すすんでやってみたい、やっていこう、という一人ひとりの主体性を引き出す【個人技術の開発】が上手く行われてきた。知識の習得を主眼とするのではなく、本人のやる気、達成感、自信等を重視した働きかけの積み重ねが、住民主体の歯科保健活動に発展していったのであろう。

　市原市は、歯と口腔の健康づくり推進条例の制定や条例にもとづく計画等の策定など、【健康的な公共政策づくり】が進んでいる自治体である。こうした政策的な基盤を活かして今後は、市原市民大学健康づくりコースのプログラム開発、市民大学卒業生と「いちはら歯っぴい8020応援隊」の連動による重層的な歯科保健活動の輪を広げる仕組みづくりが期待される。

【参考文献】
1) 近藤隆二郎. 市民調査から市民計画へ. 環境社会学研究. 2007；13：48-70.
2) 岡本栄一，山崎克明. 21世紀の地域づくり―参加型福祉社会の創造. 東京：中央法規. 2001.
3) 樋口真己. 小地域におけるまちづくり計画策定の課題と展望―北九州市N校区の事例を手がかりに. 西南女学院大学紀要. 2006；10：65-73.
4) 小山修. 住民組織の見方と活性化の方法. 松田正巳，奥野ひろみ，菅原スミ，他編. やってみようプライマリヘルスケア 変わりゆく世界と21世紀の地域健康づくり（第3版）. さいたま：やどかり出版. 2010：69-78.
5) 高澤みどり，藤田美由紀，金子直美，他. 住民との協働による歯科保健活動の取り組み 健口体操を活用した市民ボランティア活動. 口腔衛生学会雑誌. 2009；59(4)：420.
6) 高澤みどり，藤田美由紀，金子直美，他. 健口体操を広める自主グループ活動の継続に関する要因についての検討. 口腔衛生学会雑誌. 2014；64(2)：250.
7) 小山修. 前掲書[4]：74-77.
8) 小山修. 前掲書[4]：76.

第2部 「5つの活動」の展開例

第5章 ヘルスサービスの方向転換

1 "障害福祉サービスとしての就労支援"から"ヘルスプロモーションとしての就労支援"への転換
〜茨城障害者雇用支援センターにおける就労移行支援事業の活動分析〜

帝京平成大学現代ライフ学部　**森川　洋**
NPO法人自立支援ネットワーク茨城障害者雇用支援センター　**黒岩直人**
子育て科学アクシス　**黒岩美喜**

1 高い就労移行率を可能とする就労移行支援の活動を分析

本事例は、障害がある人の一般就労を支援する就労移行支援事業所の取り組みである。

全国における就労移行支援事業所から一般就労への移行の状況は、厚生労働省によれば、24.9％（平成25年）である。

これに対し、本事例の対象事業所である就労移行支援事業所「茨城障害者雇用支援センター」の平成20年度以降における一般就労への移行状況を表す年度別平均就職率は、76.1％である。また、年度別平均職場定着率（就職後6か月以上）も、91.5％に達している（**表1**）。

この高い指標は、どのような活動によって支えられているのだろうか。

そこで、当センターにおける就労移行支援について、ヘルスプロモーションの視点から活動分析を試みた。

2 就労支援を社会福祉からヘルスプロモーションへ転換すべき理由

本稿では、社会福祉[※1]という枠組みのなかだけで、障害がある人の就労支援を捉えるのではな

※1　昭和25（1950）年の「社会保障制度に関する勧告（50年勧告）」において、社会保障は社会保険、国家扶助、公衆衛生、社会福祉として体系化された。本稿では、社会保障の一つとして、社会福祉を捉える。なお行政は、50年勧告の捉え方に基づく。

表1　茨城障害者雇用支援センターの就労移行の状況（平成26年3月11日現在）

	平成20年度	平成21年度	平成22年度	平成23年度	平成24年度[*1]	平成25年度[*2]	平均[*3]
A.利用者数(人)	32	29	30	37	27	1	31
B.就職者数(人)	20	23	25	31	19	1	23.6
C.就職率(B/A×100)(%)	62.5	79.3	83.3	83.8	70.4	100.0	76.1
D.職場定着者数(6ヶ月以上)(人)	19	21	20	30	18		21.6
E.職場定着率(D/B×100)(%)	95.0	91.3	80.0	96.8	94.7	100.0	91.5

*1、*2　平成24年度、25年度は平成25年9月11日以降に退所した者を除いた数値である。
*3　平成25年度は除く。

く、社会福祉も含めたヘルスプロモーションの視点から、障害がある人の就労支援について考察する。社会福祉からヘルスプロモーションへ転換していく必要性としては、次の4つが挙げられると考える。

①社会福祉分野のみではなく、労働分野の視点の必要性

　第一に、障害がある人の就労支援は、社会福祉分野から「障害者の日常生活及び社会生活を総合的に支援するための法律」（以下、「障害者総合支援法」）、労働分野から「障害者の雇用の促進等に関する法律」（以下、「障害者雇用促進法」）や、労働基準法等の労働関係法規がその根拠法として展開されている点にある。

　本事例は、障害者総合支援法における訓練等給付の一つである障害がある人の一般就労を目的とした就労移行支援事業であるのだが、社会福祉分野のみではなく、労働分野からの視点も当然、必要である。労働分野の障害者雇用促進法においては、「職業リハビリテーションの推進」の必要性が謳われている。McFarlane[1]は、職業リハビリテーションには二つのカスタマー（顧客）が存在し、当事者の支援という視点に加え、少なくとも当事者を雇用する事業主の支援という視点も不可欠である、と指摘している。このことは、当事者の保護という従来の社会福祉の枠組みだけではなく、新たな視点への転換の必要性を示唆するものであると考えられる。

②「はめ込み型の支援」から、「創造型の支援」への転換

　第二に、就労支援が「人の一生」という時間軸から捉えた概念であるというところにその理由がある。働くことを支援することは、就職させることにのみ終始するものではない。就職支援、定着支援、また離職支援や再チャレンジの支援などを含め、人が「自ら考える健康な生き方」のなかに「働く」ということを位置づけ、それが達成できるよう、そのための環境づくりを行う一連の過程が就労支援[※2]である、と捉えられる。

　近年の公的扶助における自立の捉え方を見ても、時間軸の視点が見受けられる。社会保障審議会福祉部会「生活保護の在り方に関する専門委員会」報告書[2]では、単なる就労による自立のみ

ならず、日常生活の自立、社会生活の自立も踏まえた、自立を包括的に捉えた支援がこれからのあり方として謳われている。

　すなわち、社会福祉という制度のなかで当事者の生活を規定するような「はめ込み型の支援」ではなく、当事者の健康な（あるいは幸せな）生活とは何かを考え、そのことを達成するための環境づくりも行うといった「創造型の支援」への転換が必要であると考える。

③保護モデルとしての社会福祉から脱却する視点

　第三に、「人の健康な生活」を考えるという視点の必要性である。ヘルスプロモーションにおける健康概念の意義は、医学的アプローチとしての健康ではなく、社会学的なアプローチとしての健康[※3]に依拠するところにある。

　島内[3]は、健康が幸福と直結していることと、幸福は個々の健全な人生観によって実証されるものであることを指摘し、それゆえ社会的側面としての健康概念を取り上げ、一般の人々の健康観の幅広さや多様性について言及している。もちろん、福祉という概念においても「福も祉も幸せ」という意味があり、広義の福祉の概念といった捉え方があるのも事実である[4]。しかし、一般の人々が福祉や健康について語る際には、福祉は特定の人を想定しながら語られるのに対し、健康は自らのこととして語るのではないだろうか[※4]。それゆえ、健康概念は、「主観としての健康」という文脈により定義づけられるべきものであると考えられる。

　1946（昭和21）年にWHOが提唱した健康の定義にある"social well-being"は、「官報に掲載された昭和25年の段階では、"社会的福祉の状態"とされていた」が、「この福祉という表現は、本来的な意味からすれば正しいものの、巷間ではしばしば誤って受けとられ、一種の保護行為もしくは慈善行為といったように理解され」たといった指摘[6]もある。当時より60年以上が経つが、障害者は障害があるから社会的弱者であり、護られなければならない存在であると捉えるような保護モデルとしての社会福祉の視点が、いまだ根強いと筆者は考えている。

④「人が働くということ」は生きがいに直結するという視点

　第四に、「人が働くということ」は生産性に価値を置いた経済活動のみではない、という点である。「人が働くということ」は、見田[7]による生きがいの条件にも直結する。つまり、①人間関係が豊かになり、②経済的な基盤が整い、③役割が与えられ、④未来志向できることが生きがいの条件であり、働くことを支える要因であると言えよう。逆に、これらのいずれかが失われれば、働きがいがないとも考えられる。

　保護的な環境のなかで、これらが担保される環境をつくることができるだろうか。このことからも、社会福祉という枠組みを包括するヘルスプロモーションという視点が必要であると考え

※2　職業リハビリテーションの概念は、就労支援と同義で使われている一方、今一度、その概念に立ち返り、支援のあり方を考察するような動きも見られている。

※3　例えばTパーソンズ[5]は、「個人が社会化されるにつれて担う役割と課業を効果的に遂行しうる能力の最適状態」と定義づけている。

※4　健康か否かということについて人は、「障害がある」「疾病を抱える」ことで不健康を感じるわけではなく、同じ文化のなかで暮らす人と比べて人生の選択肢が狭められていると感じたときに健康でないことを痛感する、と筆者は考えている。

る。全国の就労移行支援事業における移行状況が24.9％にとどまっているという現実は、保護環境的なモデルのなかで社会福祉が展開されている状況が残されていることの結果であり、その枠を越え、社会福祉を包括する新たな視点への転換が必要であることの証左であると考えられる。

そこで以下では、一人ひとりの健康を包括概念としたヘルスプロモーションの考え方を新たな視点と位置づけ、就職率、定着率が全国平均と比較しても高いという結果を残している就労移行支援事業所の就労支援活動について、ヘルスプロモーションの視点から分析したい。

3 障害福祉サービスなどから一般就労への移行の現状

文部科学省初等中等教育局特別支援教育課の特別支援教育資料（平成26年度）によれば、特別支援学校卒業後の進路のうち、就職者は約28.4％、障害福祉サービスの利用は約64.2％である[8]。また厚生労働省によれば、就労系障害福祉サービスから一般企業への就職は、平成15年に年間1.3％、平成25年には4.6％であった。さらに、全国の就労移行支援事業所から24.9％が一般企業へ就職している[9]とされている。

つまり、特別支援学校からは約3割が一般企業へ就職している一方、就労系障害福祉サービス（就労移行支援事業[※5]・就労継続支援事業［A型[※6]・B型[※7]］等）からの一般就労は4～5％にとどまっているのが現状である。就労移行支援事業に特化させた場合でも、一般就労への移行率は、平成19年10月時点で14.3％、平成20年4月時点で14.4％、平成25年は24.9％と増加してはいるものの、特別支援学校における移行率のレベルには到達していない状況にある。

また、浜銀総合研究所のレポート[10]においても、全国の就労移行支援事業所の29.8％は「雇用実績の年間平均値が0人」であり、茨城県保健福祉部（平成22年度）からも県内85就労移行支援事業所のうち、約85％にあたる72事業所に一般就労の実績がない、という現実が報告されている[11]。

前述のように就労支援とは、就職のみならず、職場への定着支援、離職支援、復職支援、そして多様な働き方や生き方への支援のなかに「働くということ」が位置づけられるべきものと考えられる。したがって、就職率のみが就労支援の指標とは必ずしも言えないのだが、就労移行支援事業における定着以前の就職段階における現場での模索が続いていることは、うかがい知れる。

※5 一般就労等を希望し、就労等が見込まれる65歳未満の障害がある人を利用対象とする。就労移行に向け、事業所内や企業における作業や実習、適性に合った職場探し、就労後の職場定着のための支援を行う。資格取得型を除き、標準利用期間は24か月以内である。

※6 生産活動に係る知識・能力の活用を図ることによって雇用契約にもとづく就労が可能となる65歳未満の者であり、就労移行支援事業を利用したり、特別支援学校を卒業したものの、企業の雇用に結びつかなかった者などが利用対象となる。したがって、利用者は最低賃金法など労働関係法規の適用を受ける。雇用契約にもとづく就労の機会を提供するとともに、一般就労に必要な知識・能力が高まった者に対し、一般就労に向けた支援を行う。利用期間の定めはない。

※7 就労移行支援等を利用したが、一般企業の雇用に結びつかなかった者や一定年齢に達している者であり、就労経験があり、年齢や体力面で一般企業に雇用されることが困難になった者や、就労移行支援事業を利用した結果、B型の利用が適当と判断された者などが利用対象となる。利用期間の定めはない。

4 茨城障害者雇用支援センターの位置づけ

　茨城障害者雇用支援センターは平成11年9月、茨城県南部障害者雇用支援センターとして開設された。平成18年の改正障害者雇用促進法および障害者自立支援法の施行により、平成20年4月1日からは就業移行支援事業に転換、併せて就業・生活支援センターかすみも同一フロア内に設置された。

　当時、障害者雇用支援センターは、障害者雇用促進法を根拠法とし、各都道府県に設置されることとなっていた。しかし省庁再編に伴い、障害福祉サービスに就労支援が組み込まれるなか、全国に14か所設置されていた同センターは段階的に廃止され、平成23年度までに多くが就労移行支援事業所や障害者就業・生活支援センター[※8]（以下、就業・生活支援センター）に転換されることとなった。

　茨城県南部障害者雇用支援センターも、「雇用支援センター」という名称は残されたものの、障害者自立支援法を根拠法とした就労移行支援事業所茨城障害者雇用支援センターとして運営されている[※9]。また就業・生活支援センターのほか、2013（平成25）年には指定特定相談支援事業も実施しており、就労や日常生活、あるいは障害福祉サービスに関する相談支援機関としての役割も有する。

　WAM NET[※10]より筆者が調べたところ、全国の就労移行支援事業所の設置数（平成26年3月27日現在）は、3,020事業所である[※11]。多くの就労移行支援事業所は、その他の障害福祉サービスを併設していることが特徴である。就労継続支援事業A型（以下、「A型」）・B型（以下、「B型」）に特化した場合、全就労移行支援事業所のうち、「A型」を併設しているのは168事業所（5.6％）、「B型」を併設しているのは1,930事業所（63.9％）、「A型」「B型」両方を併設しているのは176事業所（5.8％）である。これらも含め、何らかの障害福祉サービスを併設しているのは2,566事業所（85.0％）である。

　一方、茨城障害者雇用支援センターのように、「A型」「B型」などの就労系障害福祉サービスを併設しない単独型就労移行支援事業所は450事業所（14.9％）である。

　併設型と単独型のメリットおよびデメリットの例は、**表2**のとおりであると考えられる。なおここでは、単独型の就労移行支援事業における活動分析を通して、就労への移行率が全国平均25％程度である就労移行支援事業の推進要因についても触れていきたい。

※8　平成27年5月15日現在、厚生労働省によれば、全国に就業・生活支援センターは326か所設置されている。
※9　当センターは、根拠法にもとづけば福祉機関として展開されているわけではあるが、「雇用支援センター」という看板を残していることから、労働施策としての立ち位置も重視していることがうかがえる。筆者は、この点は非常に意味が重いと考えている。
※10　福祉保健医療関連の情報を総合的に提供するサイトであり、独立行政法人福祉医療機構により運営されている。
※11　香川県のみ県ホームページ（平成26年3月1日現在）の「施設・作業所・事業者情報」を参照。

表2　就労移行支援事業の就労系障害福祉サービス併設型と単独型のメリットおよびデメリット

	メリット	デメリット
併設型	定められている利用期間を超過した場合、就労継続支援事業（B型）などの併設されている福祉サービスに利用者を移行することができる。	就労移行のための支援が消極的になる可能性がある。
単独型	経営的視点がより明確になる。 職業リハビリテーションのための取り組みが活発になる。	利用期間超過による退所者の支援が生じた場合の受け皿の確保が必要。 退所者が生じることが利用料収入の減少に直結する。

5 茨城障害者雇用支援センターにおける就労支援の調査概要

1）調査の概要

・非構造化面接法

　当該雇用支援センターにおける支援内容を整理するにあたり、次のような手順で、対象者による入職後から現在に至るまでの実践に関する「語り」を収集した。

　調査対象は、就労支援機関の職員6人である。就労支援機関の実践過程を捉えるため、平成20年4月現在で1年以上にわたって従事している常勤職員を対象とした。なお、平成20年4月現在、当該雇用支援センターには6人、就業・生活支援センターには3人、そして所長1人の計10人の職員が従事していた。

　予備調査を平成20年2月、3月、5月に行い、同年7月〜8月、12月〜翌年3月に調査を実施した。趣旨説明を前所長および現所長に続いて対象者に行って、承諾を得た。本調査における面接では、回顧的な質問を中心とした非構造化面接法を採用し、そのためにs式浮沈図調査票を用いた。また、面接は当該センター内の個室において行い、その内容をICレコーダーに記録して後日、逐語的に文字変換した。文字変換したものを対象者に確認してもらい、必要があれば加筆および修正を行った。

・s式浮沈図調査票

　s式浮沈図調査票とは、横軸を時間、縦軸を気持ちの浮き沈みとした用紙であり、面接ではこれを用い、具体的には、まず対象者に雇用支援センター入職直後から、現在に至るまでの就労支援に関する実践を支援者としての視点で振り返りながら、その際の順調度（機関としての就労支援が順調に行われたか否かの度合い）をプロットし、一本の線で結んでもらった。同時に、プロットした年月とその時点での出来事も記述してもらい、入職直後から振り返る形で用紙を見ながら面接を試みた。

　この手法は、死や病気が家族に与える影響について明らかにする際、島内[12]が用いた面接手法である。その後、地域組織活動等の実践過程を整理する際にも用いられている[13]。同様の手法には、ライフ・ライン・インタビュー・メソッド（以下、LIM）がある。LIMは、Schrootsら[14]

により紹介された。宮崎ら[15]によれば、LIMは「その人が『人生の小径を歩んできたように』主観的なライフラインを描いてもらい、分岐となる点についてライフヒストリーを語ってもらう面接」の手法である。「テストとしての信頼性と妥当性は測定されて」おらず[15]、s式浮沈図調査票も同様である。そこで描かれた浮沈図曲線の向きや、順調の度合いについては分析対象とせず、あくまで面接対象者が回顧的に実践過程を整理しながら語りやすくするものである。

そのような理由から当該調査票を活用した。また、面接と文字変換が終了した後に、再び対象者とやり取りを行う「コミュニケーションによる妥当化[16]」を図りながら、妥当性を高めることに努めた。

2）実践過程に関する語りの概要と時期区分

6人のスタッフ（前所長A、B、C、D、E、現所長F）による「語り」は、雇用支援センター開設準備段階の平成11年7月から、調査を実施した平成20年12月までの36のタイムポイント（年月）と42項目から構成された。

そのうち、平成16年4月の「前所長Aの入職」は5人中4人が語り、平成20年4月の「就労移行支援事業の開始」は6人全員が語った。このようなことから、これら2項目は実践過程における分岐点と捉えられた。そこで、「開設準備段階」から「前所長Aの入職」をⅠ期、「前所長Aの入職後」から「就労移行支援事業開始前」をⅡ期、「就労移行支援事業開始以降」をⅢ期とした。

各時期において語られた実践内容や課題は、**表3**のとおりである。さらに、これらを項目別に

表3　各時期において語られた実践内容や課題

前所長Aの入職前（Ⅰ期）	前所長Aの入職後（Ⅱ期）	就労移行支援事業開始以降（Ⅲ期）
1. 職員間の情報共有の難しさ 2. 職員間の就労支援に対する考え方の違い 3. 指導方法のばらつき 4. 訓練生の人数確保 5. 生活面の支援の必要性	6. 画一的な訓練への疑問 7. 訓練生の立場を理解した支援 8. 小さな成功体験の積み重ねを意識した支援 9. 絶対評価の導入 10. 職員間の意見交換の促進 11. 指導員の意識改革 12. 保護者の意識改革 13. 作業能力のデータ管理とマニュアルの作成 14. 職場定着支援の強化 15. 離職原因の分析 16. 再訓練の実施 17. 就職者の休日の訪問 18. 評価表の作成 19. 事業主の障害の特性への理解 20. 訓練生の課題点の明確化 21. 訓練生の確保 22. トップからの就労支援への提案 23. 職員からの就労支援への提案	24. 職員間の連携促進 25. 評価表を用いた検討時間の不足 26. 親教育の必要性 27. 就労移行支援の必要性への理解 28. 職場実習の充実や必要性 29. 求人の確保 30. 訓練生の確保 31. 就職者の休日の訪問 32. 特別支援学校との意見交換 33. 市町村との連携強化 34. ハローワークとの連携強化 35. 事業主の障害の特性への理解

表4 「ヘルスプロモーション活動プロセスワークシート」
茨城障害者雇用支援センターにおける就労移行支援事業の活動分析

■目標（狭義）：就労移行のための準備、就労への移行、職場定着といった切れ目のない支援体制づくり

■目的（広義）：働くということを通じて一人ひとりの人生をより豊かにしていくための環境づくり

		プロセス				
		唱道	投資	能力形成	規制と法制定	パートナー
活動方法	1.健康的な公共政策づくり	・親が集まる場所を利用した「親教育」の必要性。センターでの訓練の必要性。父親の介入がないことを課題として位置づける。家庭や職場、関係機関との連携協力が大切。	・保護者に対し学校のPTA等の集まる機会を利用し、センターの活動状況を説明しに行く。	・センターの支援方針や利用者個々の作業能力や生活面の状況を保護者に説明。	・就労への移行と同時に新たな利用者の確保に迫られる。	・職員間でアセスメントを共有し、指導方法の統一を図る。センターの支援方針や利用者個々の作業能力や生活面の状況を保護者に説明。父親も巻き込んだ支援。家庭や職場、関係機関との連携協力。
	2.健康を支援する環境づくり	・その人の立場を理解し、気持ちを促すような支援への変化。利用者の理解を具体化した実践の必要性。利用者の成長の度合いを見るためのデータを取ることの必要性に関する所長からの提案。親が集まる場所を利用した「親教育」の必要性。父親の介入がないことを課題として位置づける。家庭や職場、関係機関との連携や協力が大切。経営的視点の必要性。	・訓練への意欲を高められるためのマニュアルづくり。作業能力別訓練の開発。他の雇用支援センターの見学。アセスメント方法や内容の改善。評価表の開発。職場実習期間中に職員をジョブコーチ替わりに張りつける。特別支援学校と連携を図りながらの生徒の体験入所の実施。	・他の雇用支援センターの見学。助成金制度の活用などの雇用側への提案。特別支援学校と連携を図りながら、生徒の体験入所の実施。	・各種助成金制度の活用。障害者雇用支援センターから就労移行支援事業所への転換。	・父親も巻き込んだ支援。家庭や職場、関係機関との連携協力。助成金制度に関する情報の雇用者側への提示。特別支援学校と連携を図りながらの生徒の体験入所の実施。
	3.地域活動の強化					
	4.個人技術の開発	・実際に現場で体験する機会づくりの必要性。	・就労中の方が事業所の休日の時にセンターに遊びに来たときに対応する。	・就労中の方が事業所の休日の時にセンターに遊びに来て、会社での出来事や悩んでいることなどを聞いてもらう。特別支援学校生徒の体験入所。		・就労中の方が事業所の休日の時にセンターに遊びに来て会社での出来事や悩みごとを職員と共有する。

	5.ヘルスサービスの方向転換	・その人の立場を理解し、気持ちを促すような支援へ変化。親が集まる場所を利用した「親教育」の必要性。保護者へセンターへの入所を勧める。経営的視点の必要性。	・保護者に対し学校のPTA等の集まる機会を利用し、センターの活動状況を説明しに行く。	・利用者個々に目を向けるための指導員の意識改革。	・障害者雇用支援センターから就労移行支援事業所への転換。	・職員間でアセスメントを共有し、指導方法の統一を図る。
活動方法						

整理すると、①利用者の理解、②保護者の意識、③職場定着のための支援、④利用者の確保の4点が抽出できた。

これら4点について以下、ヘルスプロモーションの「5つの活動」および5つのプロセスという視点から整理および検討する。なお、ワークシートに整理したのが、**表4**である。

6 茨城障害者雇用支援センターにおける就労支援活動の検討結果

社会福祉基礎構造改革[17]では、社会福祉事業法をはじめとする法律改正の主旨として、「利用者の立場に立った社会福祉制度の構築」を掲げている。戦後、約50年続いた福祉制度は「行政が行政処分によりサービス内容を決定する措置制度」であり、その歴史の積み重ねが援助の場面でも反映されている。

しかし、社会福祉基礎構造改革を契機にここ十数年間、援助場面でも利用者主体へと転換が図られようとしていることが、本調査においてもうかがえた。

1）利用者の理解を通じた「利用者－援助者」の相互主体性の育成

職員Eは、入職から8か月を経過した時点を振り返り「教えなくてはいけない」「私は指導者という気負い」から、利用者と同じ訓練を繰り返し、「少しでも寄り添えるようにやった」時期を通して、「その人の立場を理解して、気持ちを促すような支援に変わった」【唱道】。同時期に入職した前所長Aは、入職当初には「能力に関係なく、また格差をつけずに全員に同じ方法で同じように指導」していたが、「理解力とか作業能力向上の指導をしていても通じない方も」おり、「そのため、指導員の意識改革を図ることが必要であると考え」た【能力形成／能力の付与】。その結果、利用者の理解を具体化した実践の必要性を契機【唱道】に、利用者一人ひとりの訓練への意欲を高めるためのマニュアルの策定や、個々の目標が明確になるようにした作業能力別訓練の開発【投資】が行われた。

また、利用者の「成長度合いを見るために」データを取ることの必要性が所長Aから提案【唱道】され、先駆的な取り組みを行っているほかの雇用支援センターの見学などを実施しながら【投資】【能力形成／能力の付与】、アセスメントの内容や方法を改善した【投資】。さらに、職員

間でアセスメントを共有し、指導方法の統一を図った【パートナー】【調停】。

　職員Cは、前所長Aによる提案等で職員間の意見交換ができるようになったこと、また職員Dは、前所長Aが入職してから作業量のデータ化がはじまったこと、「作業の集中力や安定性等個人の能力が把握できるようになった」こと、「打ち合わせによる指導方法の統一等で指導員の意識が変わり、意思統一が図られ、積極的な指導」が可能となったこと、「一人の職員が社会生活能力調査を提案し、点数化したことにより、就労・定着についての訓練生の傾向を分析」が可能となったことなどを指摘している。

　このように利用者理解を具現化した作業能力別訓練の開発等といった実践を通して、職員間の情報の共有が図られ、さらに次に記す保護者の意識改革や、企業側の理解、また特別支援学校との連携を図る際にも活用されていくこととなる。そして職員間のみならず、保護者、企業、教育機関といった各所とのパートナー関係が構築されていったのである。

　利用者主体という基本的な方向性を持つ一方、利用者の主体性が発揮されるためには、援助者が主体となって実践内容を構築していくことが欠かせない。このような事例をもとにすれば、「利用者－援助者」主体という相互主体性[18]のなかでこそ、当事者の健康的な生活支援が展開されていくもの、と考えることができる。

2)「親亡き後」を念頭に置いた保護者の意識改革

　西村[19]は、「親が生きている間は家族でケアを、親亡き後は入所施設という構図が厳然とある」一方、「知的障害児者の支援を考えていく際に、『親が亡くなった後も、知的障害のある彼らは地域で生きていく』という親と子を切り離した視点を早い時期から持つこと」の必要性を提示している。

　そのため職員Dは、就労移行支援を行う上では、就労の支援だけでは不足しており、利用者の家庭生活も含めた支援の一環として、親が集まる場所を利用した「親の教育」の必要性【唱道】を挙げた。

　また職員Eは、アセスメントを開発した背景として、「この子はよくできる。就職できるはず」といった親の意向が強過ぎ、「自ら意欲的に取り組もうとしない」訓練生に対し、「一般就労するという責任感や意識を持つことが最低条件」であると考えた。そして、その意識を評価する指標の必要性を感じ、実践過程のなかでの課題や「企業からの苦情や要望」をもとに評価表（本章次節「障害者の就労による自立支援から社会的成熟を目指した支援への転換」参照）の開発【投資】を試みた。

　一方、前所長Aは、利用者が「何とか職業に就き、社会的自立を図るためには、保護者に理解していただくことが重要であると考え」るとともに、センターの支援方針や利用者個々の作業能力や生活面の状況を説明した【能力形成】【パートナー】。すなわち、「まず長所を伸ばしていき指導員と訓練生の信頼関係ができてから、短所を攻めていく。良くできた場合には誉めてあげることを忘れず実行し」、「親亡き後どうするかとか、また今の若いときにワンチャンスにかけ、持っている力を伸ばしてやろうとか、是非、雇用支援センターに入所して訓練するべきだと勧め

て」いると語った。【唱道】。また「保護者に対し、学校のPTA等の集まる機会を利用して雇用支援センターの活動状況を説明」しに行くといったこと【投資】【能力形成／能力の付与】【パートナー】を行っていた。

さらに保護者について、以前はセンターへの相談者は「母親が多」く、父親の介入が見られなかったことから、それを障害者雇用の課題として位置づけ、対応した結果、両親による来所が多くなってきたとした。保護者が集う場との連携や、利用者が就労に結びつくための家庭内における支援の一環として、とくに父親も巻き込んだ支援【パートナー】を行ったことも、当該雇用支援センターの取り組みとして挙げた。

障害がある当事者の「親亡き後」について西村[19]は、今後は「この成人期の支援」に議論や実践を転換させていく必要性を掲げているが、就労移行支援もこれを担うものである。当該雇用支援センターでは、成人期の生活がイメージされ、そのために具体的にどのような支援を行うのか、また支援がどういった結果を生んでいるのかを考慮しつつ、保護者を意識改革していくために、さまざまな機会を活用しながら実践活動を行っていたことがうかがえる。

今後は、さらに就労移行支援自体の充実【規制と法制定】とともに、親が就労移行支援事業所と連携することによる効果を提示していくことが、「親亡き後」の健康的な生活のための支援の構築に寄与するものと思われる。

3）職場定着のための支援

職場定着のための支援については、例えば平野[20]が「単に量的成果だけを見て満足するわけにはいかない」と述べているように、就職への移行という「量的成果」から、就職後の定着という「質的成果」へと課題がシフトしている。

当該センターにおいても、開設当初は就職先の確保としての職場開拓が課題であった。しかしその後、就職後の定着指導のあり方へと職員が意識を向けている様子がうかがえ、職場における実習、職場との連携、あるいは職場への助成制度といった内容が語られた。例えば、障害がある人の支援について職員Bは「家庭や職場、関係機関との連携や協力が大切【唱道】【パートナー】」であることについて語り、職員Cは「職場の現場実習というか、実際の職場で指導員も訓練生もいないなかで、その方がどういう作業能力を発揮できるのか」と述べ、実際に現場で体験する機会づくりの必要性【唱道】について指摘した。

量的成果から質的成果への試行といったなか、前所長Aは「定着支援への組織化」を進め、その形として「職場実習期間中に指導員をジョブコーチ替わりに張りつけ」たり【投資】、「就労中の方が事業所の休日の時センターに遊びに来」て、「会社での出来事および今悩んでいることがないかを聞」く【投資】【能力形成／能力の付与】といった支援を行っており、また職員Bは「就職後も連絡をくれ、仕事が休みのときにセンターに来所してくれる【投資】【能力形成／能力の付与】【パートナー】」と語るなど、職員が定着支援の担い手として機能している一面が見受けられた。同時に、職員側は就労移行支援事業の定着支援としてフォーマルサポートの機能を働かせているのに対し、当事者からすればそれがインフォーマルサポートの側面からも機能している可

能性がうかがえた。

松為[21]は、ソーシャルサポートの「人的支援のネットワーク」を外円、中円、内円の三重の同心円で表し、当初は職員が「外円に位置していたのが、やがては、そうした関係を越えて中円や内円の位置にまで入り込んで、より深くて重要な支援ネットワークの構成員になることもある」と指摘し、人的ネットワークの育成のために「内円の成員になるような手立て」を講じる必要性を述べている。

また、現所長Fが「助成金等に関する情報の提供」と語っていたように、定着支援の担い手としてのみならず、雇用者側に障害がある人の給与の一部を助成する特定求職者雇用開発助成金制度の活用を提案するなど【能力形成／能力の付与】【規制と法制定】【パートナー】、職場側への支援を通じた定着支援のあり方についても触れられていた。

このようなことも含め、定着支援においては、誰がどのような役割を担って実践しているのか、「定着支援の組織化」のプロセスと実践およびその評価について今後、検討していく必要があると言えよう。

4）利用者の確保

実践過程の全体を通じて語られたのが、「利用者の確保」である。ただし、各時期における文脈は異なった。

開設当初は、障害者雇用支援センターの存続が「利用者の確保」の背景に挙げられた。現状における利用者の確保は、経営的視点の必要性からである【唱道】。すなわち、障害者自立支援法により、障害者雇用センターが就労移行支援事業に移行し、これまで補助金に頼っていた運営から、独自に採算を上げる運営に転換することとなった【規制と法制定】ことに加え、障害がある人の就労支援においては、退所時期の個別性が高く、就労移行への成功と同時に新たな利用者を確保する必要に迫られる【規制と法制定】。こうした経営的な課題に関しては、「一般就労への移行のための支援以上に、それ以降により減少した利用者数をいかに確保するかが重要である」と指摘されており[22]、本調査でも「退所者数に見合った新規の利用者の募集と確保」の必要から「就労移行支援事業所のモラルと経営手腕」が挙げられていた。また、ほかの実践現場からも、「一般就労に結びつける努力より、はるかに大きな問題」とされ[23]、「新規利用者の確保は容易ではない[24]」といった指摘もなされている。

職員Bは、制度の移行の時期には、「全国の雇用支援センターの中では一番に平成20年度より移行するということになり、一番の心配はやはり定員確保の面」であったと語った。一方、移行後について所長Fは、「20人の定員を12月まではすべて超えて利用者が確保できたということで、このままいけば今年度については訓練等給付費で経営が成り立つ」と述べていた。具体的には、特別支援学校との連携を図りながら、生徒の体験入所の実施【投資】【能力形成／能力の付与】【パートナー】や、体験入所による参加者の卒業後の利用、また就職率や職場定着率といった実績により、利用者の確保に結びついたと言う。

このようなことから、就労移行支援事業所の新規利用者の獲得に向けた実践過程とその効果

も、今後のテーマとなり得るだろう。

5）ワークシートでの整理で把握できた3つの特徴

　支援者の語りをもとに以上のように、4つの事項について、ヘルスプロモーションの「5つの活動」とプロセスを通して分析を試みた。

　前出のワークシート（表4）を概観したところ、次の3点が特徴として考えられた。すなわち、唱道をスタートとした活動の展開がなされていること、地域活動の強化について今後の可能性が考えられること、活動を展開させていく中での5つのプロセスに順序性が見られることである。

　一点目については、全体的に「大切さ」「必要性」に駆られ形にしていく【唱道】をスタートに活動が展開されていることがうかがえた。大まかに、さまざまな疑問、問題意識や気づきから実践に広げていく「創造型・理念型の活動」と、法規制を柱にしながら活動を乗せていく「法的根拠追従型の活動」に区分した場合、今回の当該センターにおける取り組みは前者の区分であり、【唱道】をきっかけとしながら次へのプロセスを踏んでいることが概観できた。

　二点目の【地域活動の強化】については、表4のワークシートでは空欄となっている。ここから見えてくる今後の可能性としては、当事者にとっての第一の空間としての家庭生活の場、第二の空間としての職業生活の場に加え、地域における第三の空間をどのようにつくり上げていくかが課題であるように思う。就労支援では、教育機関の卒業から就職というワンステップの間に細かいステップの確保、あるいは場合によってはスロープの確保をすることが必要と考えられる。第三の空間における細かいステップやスロープとなり得るものとして、例えばジョブカフェ[※12]などを推進することも必要ではないだろうか。生活保護における就労支援では、各自治体でさまざまな取り組みが報告されているが、この差異には生活保護法をもとに比較的自由度の高い【投資】が可能であることも影響しているように思う。対象は異なるが、共通項が多い就労支援分野においてこのような取り組みをヒントに仕組みづくりを行うことも重要であると考える。

　三点目については、「5つの活動」のうち、【ヘルスサービスの方向転換】に重点を置き、次項で振り返ることとする。

活動を振り返って──

　ここでは、【ヘルスサービスの方向転換】に重点を置いていることから、そこに含められた「利用者の理解を通じた『利用者－援助者』の相互主体性の育成」「『親亡き後』を念頭に置いた保護者の意識改革」「利用者の確保」といった活動がどういったプロセスを経たのか振り返る。

※12　ただし、都市部に立地する就労支援機関に比べて、郊外にある機関には、当事者が仕事帰りに気軽に立ち寄ることがむずかしいという現実もある。

第2部 「5つの活動」の展開例

■訓練生への支援と親への教育的支援

訓練生の立場を理解しようとした一職員による【唱道】は、当時の所長による【唱道】とともに、意欲を高めるためのマニュアルづくりや個々の目標を明確にする作業能力別訓練の開発といった【投資】が行われた。また、成長の度合いを見ていくことも必要だとする新たな【唱道】もなされている。これらを形にするべく、先進事例の見学に行くという【投資】【能力形成／能力の付与】が行われ、アセスメントの内容や方法の微調整といった【投資】が行われた。そして、一定の尺度が確立されたことにより、職員間での指導方法の統一を通じて、【パートナー】の間で調停がなされた。

「親の教育」の必要性からなされた【唱道】は、訓練生の状況を訓練生、その保護者、支援者の三者間で共有することを通じて行われた。具体的には、評価表の開発といった【投資】である。センターの支援方針や評価表をもとに、利用者個々の作業能力や生活面の状況について保護者の能力形成が行われ、理解を促しながら、【パートナー】関係が構築されていった。

また、訓練生のみならず、特別支援学校生徒の保護者などに雇用支援センターの魅力を伝え、【唱道】しており、そのために保護者の集まる機会に出向き【投資】、説明するといった【能力形成／能力の付与】を行い、【パートナー】関係の構築に努めていた。さらに、利用者が就労に結びつくように家庭内における支援の一環として、とくに父親も巻き込んだ支援【パートナー】も行っていた。

■「利用者の確保」のプロセスから見える「5つの活動」の位置関係

「利用者の確保」については、経営的視点の必要性について【唱道】している。この背景には、補助金頼みの運営から、独自に採算を上げる運営への転換という【規制と法制定】がある。また、就労移行への成功と同時に新たな利用者を確保することに迫られる【規制と法制定】に伴い、具体的には、特別支援学校との連携を図りながら、生徒の体験入所の実施【投資】【能力形成／能力の付与】【パートナー】や、体験入所による参加者の卒業後の利用といった【投資】【能力の形成／能力の付与】【パートナー】関係の構築といった取り組みによって利用者確保に努めていた。

これらのプロセスを見る限り、**図1**のような位置関係がイメージできる。すなわち、【唱道】

図1 活動分析を通して考えられる5つのプロセスの位置づけ

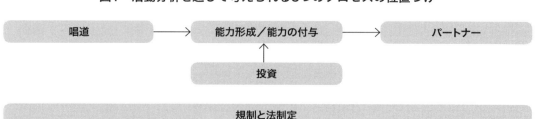

が契機となり、【能力形成／能力の付与】が行われ、【パートナー】という信頼関係を構築するという過程を経ていることがうかがえる。また、【能力形成／能力の付与】は、時間や金銭的な【投資】により支えられており、【規制と法制定】（法律・条例・事業所内での規定や取り決めなど）がそのほかの4つのプロセスを推進する要因になり得るのではないかと考えられる。逆に言えば、【規制と法制定】が定まらないなかで、【唱道】により【投資】と【能力形成／能力の付与】が行われ、【パートナー】関係が構築されたとしても、継続性が確保されない、という可能性が考えられる。

「政策変化を起こすための唱道の戦略としてトップダウン、ボトムアップ、ランダムイベントがある[25),26)]」と指摘されているが、当該センターの活動においては、スタッフからの提案とトップからの提案というボトムアップとトップダウンによる【唱道】が、【能力形成／能力の付与】といったプロセスに進んでおり、そのなかで関わる【パートナー】との関係構築に到達していた。一方、活動の継続性という点からは、【規制と法制定】が推進要因であったことがうかがえる。

■社会福祉分野におけるヘルスプロモーションの共有の重要性

いずれにしても、障害福祉サービスである就労移行支援事業は、ヘルスプロモーションという視点からも活動の分析が可能であると言える。

就労支援サービスの分野は、社会福祉分野での完結型の思考や、50年勧告において体系化された社会保障の範囲を超えている。それは、これまで述べてきたことや、利用者の属性一つとっても調査を実施した2008（平成20）年と比較し、近年では発達障害がある利用者が増加しており、特別支援学校以外の教育機関、例えば高等学校、大学、短期大学、専門学校を経て入所してくるケースが多いことからも言えることであろう。

その意味では、労働、教育、地域を含めたさまざまな領域に影響を与え、かつ当事者や当事者の家族も含めた影響を与えるあらゆる機関・集団・個人等々が健康的な方向に向かっていくwin-winの関係を構築していく部分まで踏み込み、これまでの社会福祉の考え方を転換させていく可能性を持つ分野であると考えられる。

このような点からも、ヘルスプロモーションの考え方を社会福祉分野において共有していくことが重要であると言えよう。

健康社会学研究会からのコメント

文化学園大学現代文化学部　杉田秀二郎

　本事例は、ある就労移行支援事業所に対して著者が調査者として関わったものである。

　ここで紹介した就労移行支援事業所は、平均就職率や平均職場定着率が高い。その理由は、従来であれば「障害福祉サービス」として位置づけられた就労支援から「ヘルスプロモーションとしての就労支援」への転換を成し得たからだ、と言うことができると著者は論じた。

　とは言え、当初からヘルスプロモーションを意識したわけではなかった。しかしながら、ヘルスプロモーションの5つのプロセスの観点から整理すると、職員と前所長の【唱道】からはじまり、マニュアルや訓練、評価票の開発といった【投資】が行われ、そのなかで当事者・指導員双方の【能力形成】が行われ、就労支援事業所への転換（【規制と法制定】）を経ながら、職員や父親も含めた支援関係（【パートナー】）が築かれていった。

　一方、本事例の活動プロセスワークシートを見ると、一つの項目が複数の活動方法、複数のプロセスにわたっているところがある。例えば、「生徒の体験入所の実施」という項目は、活動方法では「健康を支援する環境づくり」と「個人技術の開発」にまたがるとともに、プロセスのほうでは【投資】【能力形成】【パートナー】にまたがっている。これは、分類し切れていないためではなく、一つの項目や行動が一つの活動方法やプロセスに限定されるものではなく、複数の活動方法やプロセスに関連するということを表している。なおこのワークシートは、事例を理解する際にさまざまな活動を整理するのに役立つものであって、本書第1部の第2章で述べられているように、活動を個々のセルに当てはめること自体が目的ではない。

　ヘルスプロモーションにおける「ヘルスサービスの方向転換」が意味することの一つは、保健医療の専門家中心の考え方から、一般の人々の視点を重視するという点であるが、福祉分野でも同じことが言える。つまり、「ヘルスサービスの方向転換」によって「社会福祉も含めたヘルスプロモーション」が可能となってきているわけであり、本事例はその好事例と言えるであろう。

　本事例は、成功例と言ってよい。今後の検討課題としては、何が他事業所と異なったのか、他事業所ではなぜ上手くいかないのか、トップダウンとボトムアップがほぼ同時期に行われたように見えるが、それは偶然なのか、それともどちらかが影響を受けた結果なのか、ヘルスプロモーションの5つのプロセスが重要とすれば、他事業所ではそのどれが不十分なのか、また5つのプロセス以外にほかの重要な要素（プロセス）はないのか――などが考えられる。

[引用文献]

1) McFarlane Fred. 基調講演　拡大されるリハビリテーション専門職の重要性－21世紀に向けて. 職業リハビリテーション. 1999；12：48-52.
2) 厚生労働省. 社会保障審議会福祉部会「生活保護制度の在り方に関する専門委員会報告書（平成16年12月15日）」. http://www.mhlw.go.jp/shingi/2004/12/s1215-8a.html（2013年10月19日にアクセス）
3) 島内憲夫. 保健社会学の理論構成. 若狭衛, 小山修, 島内憲夫編. 保健社会学－理論と現実. 東京：垣内出版, 1983：17, 40-41.
4) 岡本栄一. 社会福祉って何？. 岡本栄一, 澤田清方編. 社会福祉への招待. 京都：ミネルヴァ書房, 2003：5.
5) Parsons T. Social Structure and Personality (A collection of essays);1964.（武田良三監訳. 新版社会構造とパーソナリティ. 東京：新泉社；2001：361より引用）
6) 田中恒男. 健康の生態学. 東京：大修館書店, 1985. 2-3.
7) 見田宗介. 現代の生きがい. 東京：日本経済新聞社, 1970：120-126.

8) 文部科学省．特別支援教育資料（平成26年度）．http://www.mext.go.jp/a_menu/shotou/tokubetu/material/1358539.htm（2015年7月15日にアクセス）
9) 厚生労働省．障害者の就労支援対策の状況．http://www.mhlw.go.jp/stf/seisakunitsuite/bunya/hukushi_kaigo/shougaishahukushi/service/shurou.html（2015年7月15日にアクセス）
10) 株式会社浜銀総合研究所．平成21年度障害者保健福祉推進事業 就労移行支援事業所における就労支援活動の実態に関する研究報告書（概要版）．横浜；2010．3．
11) 茨城県保健福祉部障害福祉課．県内の就労支援の状況（平成24年1月13日）．http://www.pref.ibaraki.jp/bukyoku/hoken/shofuku/z/23syuro-semina/0gyouseisetumei.pdf（2013年10月19日アクセス）
12) 島内憲夫．家族ストレスに対する保健的介入－健康危機の予防を求めて－．石原邦夫編．家族生活とストレス．東京：垣内出版，1985：276-301．
13) 斉藤進．地域組織活動におけるリーダーシップに関する研究（3）－食生活改善推進員協議会会長の浮沈図調査から－．日本子ども家庭総合研究所紀要．2000；36：189-194．
14) Schroots JJF, ten Kate CA. Metaphors, Aging and The Life-Line Interview Method, Current Perspectives on Aging and the Life and the Life cycle; 1989. 281-298.
15) 宮崎貴久子，斎藤真理．死別体験が家族に与える影響－一般病棟の緩和ケアにおける家族ケアより－．家族社会学研究．2003；14（2）：54-65．
16) Uwe Flick. QUALITATIVE FORSCHUNG；1995．（小田博志，山本則子，春日常ら訳．質的研究入門－＜人間の科学＞のための方法論．東京：春秋社，2002：277-278より引用）
17) 厚生省．社会福祉基礎構造改革について（社会福祉事業法等改正法案大綱骨子）（1999年4月15日）．http://www1.mhlw.go.jp/houdou/1104/h0415-2_16.htm（2013年10月19日アクセス）．
18) 鯨岡峻．ひとがひとをわかるということ－間主観性と相互主体性－．京都：ミネルヴァ書房．2006；36-40．
19) 西村愛．「親亡き後」の問題を再考する．保健福祉雑誌．2007；5：75-91．
20) 平野文彦．障害者雇用とキャリア形成－障害者雇用の理論的枠組みの確立のため考察－．発達障害研究．2007；29（5）：337-343．
21) 松為信雄．障害のある人のキャリア発達の形成と支援．発達障害研究．2007；29（5）：310-321．
22) 小川浩．就労支援に関してのアラカルト 第9回就労支援の方法と技術（7）．さぽーと．2007；54(3)：52-58．
23) 志賀利一．新たに誕生した就労移行支援事業と知的障害者の就労．発達障害研究．2007；29(3)：155-163．
24) 松為信雄．就労支援サービスの3年目見直しと課題．発達障害研究．2009；31（4），278-285．
25) Badovinac K, Policy advocacy for public health practitioners:Workshops on policy change. Publ Health Nurs. 1997;14(5):280-285.
26) 西嶋真理子，小西美智子．保健行動の変容に関連するヘルスプロモーションの唱道プロセス－保健婦の活動経過より－．日本地域看護学会誌．2000；2(1)：36-43．

第2部 「5つの活動」の展開例

第5章 ヘルスサービスの方向転換

2 障害者の就労による自立支援から社会的成熟を目指した支援への転換 〜評価尺度の検討過程を中心に〜

NPO法人自立支援ネットワーク茨城障害者雇用支援センター　黒岩直人
帝京平成大学現代ライフ学部　森川　洋
子育て科学アクシス　黒岩美喜

1 障害の有無は、就労の可能性を否定する理由にはならない

　本事例は、障害のある人が"障害者"であることにより、教育課程終了後の就労や生活における一般的な選択肢が限られ、福祉サービスのなかに取り込まれていく、といった文化的背景が社会統合を阻害しているのではないか、という就労支援の場面に携わっている筆者自身の率直な感想に端を発している。

　それは、障害者はただ守られる、といった偏った見方をしてきた社会に対する違和感を出発点ともしている。すなわち、障害があることを理由に、会社で働くことや地域で生活することを前提とした社会統合に向けた「能力形成」が適切に行われてこなかったのではないだろうか、という疑問であった。

　私たちは、【能力の付与】によって、本来有している能力を形成し、主体的に働く社会創造の担い手となる必要性がある。一人一人が社会を形成する存在であることに障害の有無は関係ない。そして、社会を形成する一つの手段として就労が存在するのであって、障害の有無が就労の可能性を否定する理由にはならない。障害者が働くことが特別ではない健康的な社会のあり方を創造し発信していくこと【唱道】は、【ヘルスサービスの方向転換】であると考える。

　本稿では、当事者の社会的能力の発達を促進し、当事者が主体的に社会を創造するための適応能力の評価とその支援のあり方について考察する。

2 障害者の就業生活に必要なのは、社会的能力の形成

「働くこと」は、単に収入を得ることではなく、公共的行為

　障害者の積極的な社会参加、社会的自立の促進は2006年、国際連合における障害者の権利条約[※1]を契機に、国内法の整備が急がれ、2009年の障害者自立支援法、2013年の障害者総合支援法、改正障害者雇用促進法のなかでも謳われるようになった【規制と法制定】。わが国の福祉も、国際協調の流れのなかにあるのだ。

　一方、日本国憲法第27条には、「勤労の義務」が明記されている。働くということは、自ら収入を得て生活するというだけでなく、生活するための社会的活動、つまり就労とは国家を支える公共的活動と理解することができる。内田[1)]は、「憲法に権利及び義務として規定してあるというのは、労働は私事ではなく、共同体の存立の根幹に関わる公共的な行為」であると述べている。だからこそ、日本国憲法第30条には「納税の義務」が規定されている。等しく勤労し納税することにより、国家そのものを国民一人一人が支えるというわけである。

　つまり、私たちは社会的な存在であり、相互主体的に支え合ってこそ生活基盤が安定するのである。さらに、働くということは、必然的に社会的連繋を持つこととなり、社会的存在そのものを肯定的にすると言えるだろう。

　そのように考えると、一般就労や地域生活という選択肢に結びつかない一方的な保護政策は、「社会的なつながり」を阻害する可能性を孕んでいる、と指摘できないだろうか。障害があることによってその義務を負わないというような画一的な視点を払拭したい。

就労支援には、社会的能力の評価が必要

　厚生労働省[2)]によれば2012年8月現在、雇用施策対象の障害者数は約366万人である。また、『障害者白書』[3)]は、2012年6月1日現在の民間企業における障害のある人の雇用者数が約38万人と9年連続で過去最高を更新したとし、その数は障害別では身体障害者が約29万1千人、知的障害者が約7万5千人、精神障害者が約1万7千人であると報告している。さらに、厚生労働省が行った新規学卒者の離職状況に関する調査[※2]によると、2010年3月卒業者のうち中学、高校、大学における離職率はそれぞれ62.1％、39.2％、31.0％となっている。

　近年の若年者層における離職率は約4割と言われているが、離職率という数値にばかり注目するのではなく、「なぜ離職するのか？」という離職理由の実態に目を向けることが、その課題の要因を知る上では重要であると考える。2011年3月の障害者離職状況調査報告書[4)]には、離職者

※1　2006年12月13日の国連総会において採択され、障害者の人権および基本的自由の享有を確保し、障害者固有の尊厳の尊重を促進することを目的として、障害者の権利の実現のための措置などについて定めた条約。わが国では、2014年1月20日に批准（外務省ホームページ参照）。
※2　厚生労働省若者雇用関連データ 新規学卒者の離職状況（厚生労働省ホームページ参照）。

の主な離職理由（**表1**）が示されており、人間関係や適応能力の課題が多数を占めている現実を報告している。

このように概観すると、障害者の就労を実現し、安定した職業生活を営むためには、単に作業スキルを向上させるための支援ではなく、社会生活における対人関係やコミュニケーション方法、そして自分の感情をコントロールするといった社会的能力の形成を促す支援が求められると指摘できる。そこで筆者らは、社会的能力を評価し、その獲得に向けた支援策を講じるための尺度として、主体性および社会性に関する評価表（後述）を作成した。

表1　障害者の離職理由

	離職理由	割合
身体障害者	勤めている間に障害者になったため	30.0%
	人間関係が上手くいかないため	23.3%
	事業主都合	16.7%
	病気・怪我のため	16.7%
	労働時間・休日等の労働条件が悪いため	13.3%
	障害者に対する配慮が不十分であったため	10.0%
	安定した職業に就きたいため	10.0%
	通勤が不便なため	10.0%
精神障害者	人間関係が上手くいかないため	29.6%
	病気・怪我のため	27.8%
	障害者に対する配慮が不十分であったため	18.5%
	勤めている間に障害者になったため	11.1%
	労働時間・休日等の労働条件が悪いため	9.3%
知的障害者	辞めさせられたため（事業主都合）	24.1%
	仕事場の人と仲良く付き合えないため（人間関係）	22.2%
	障害者に対して親切でなかったため（配慮不十分）	18.5%
	身体の具合が悪くなってしまったため（病気・怪我）	13.0%
	長く続けられる職業に就きたいため（安定した職業）	11.1%

犬養直樹・吉泉豊晴・石川球子他著　「障害者に係る需給の結合を促進するための方策に関する研究－その1－調査研究報告書NO.76の1－「障害者のミスマッチの原因と対策」石川球子著「第3章授産施設などの個人調査の分析結果について」障害者職業総合センター（2007）　98引用

3 障害者の就労における社会性および主体性の関連

社会のなかで存在できる主体の形成

　一般就労という社会の枠組みのなかへ参加するには、技術的な側面よりも、特定の社会集団に

属するための基本的な生活様式を身につけておく必要性がある。いわば人間として社会生活を営むために必要な素養の学習、つまり社会化[5]（Socialization）の必要性である。

望月[6]によると「社会化」とは、「鍛え、導く」ことによって「個人がある特定の社会集団の生活様式を学習し、その集団の正規の成員にしあげられる過程」であるとされ、「自己の人間としての生存に必要な知識と技能を学習し、社会の文化を内面化することによって、一つの人格として発達していく過程」であると定義されている。

したがって支援者には、社会を形成し、その社会的ネットワークのなかで有機的に機能するため、社会そのものを意識し、社会のなかで存在できる主体を形成することが求められる。それはまさに、主体性を確立することだと言えよう。

主体性が未確立である者は、自己判断や自己責任にもとづく自己統制的活動が伴わず、依存的かつ外的統制による抑圧が生じることから、成熟度が低く、情緒が安定しない傾向があると考えられる。そのため、社会生活は自我の確立にもとづいた周囲との協調であるという観点から、内省的知性[7]、つまり「自分の感情を知り、現実的な自己モデルを形成してそれを行動の指針とする能力」と、人間関係的知性[8]、すなわち「周囲の人の気分や動機、欲求をとらえて適切な行動をする能力」の獲得が必要となる、と思われる。

また、マズローの欲求階層説[9]を参考に考察すると、社会生活能力が低いと、欲求段階の充足ができていないことも影響し、情緒不安を生じやすく、就労という高次の段階への移行に困難が生じることが予想される。脳科学的にも、生存するための脳幹の発達と成熟が伴ってはじめて、より高次の大脳新皮質の成長に作用する、と考えられている。この事実からも、人間は例外なく、生命を維持するために安心を基盤に成長する存在と言えるであろう。

意識すべきは、社会性と主体性の相互作用

こうした考察から、主体性、社会性を端的に現す言葉として、主体性とは「思考し行動する力」であり、社会性とは主体性に「コミュニケーション能力を中心とした周囲と関係性を構築する力」と考えられる。

今田[10]は、「他人との関係において社会的に形成される人格としての自我」のなかで、「社会性と自我とは同一人格の離すべからざる表裏両面であり、社会性なくして自我はないといっても過言ではない」とした上で、主体性と社会性は意識と関係性のバランスによって存在すると述べている。したがって人は、有能性および能動性を有する主体的存在としての積極的な学習過程と相互関係によって自我を形成し、社会性を身につけていくという考え方から、根本理念として成長の可能性を前提としていると捉えるべきであろう。

一方、発達段階の観点から成田[11]は、脳の発達は、①脳幹や大脳辺縁系等が司る睡眠、食欲、呼吸といった「からだの脳」、②大脳皮質や小脳が司る知能、情感、言語といった「人間らしさの脳」、③前頭葉が司る「こころの脳」「社会の脳」を順番にバランスよく育てることが不安を軽減させ、安定した成長を促すとしている。

よって社会性は、適切な養育や人生経験とともに高まっていき、個人を形成していくものであ

り、そしてその確立には自己実現欲求[12]や機能の喜び[13]に見られる生得的な向上意欲が存在することが欠かせない、と捉えられる。

したがって、可能性の発揮においては、支援者等が状況を把握し、段階的に支援していくことが求められる。すなわち、個性の発揮にばかり傾倒せず、むしろ社会のなかでその個性が存在するといった、社会性と主体性の相互作用を意識しなければならないのである。

4 社会的能力の獲得のための「評価表」の作成プロセス

1）適応能力の向上を目指した支援の必要性を認識

茨城障害者雇用支援センターの利用者のうち、平成11年9月～19年10月末の53人の離職理由は、意欲の低下（26.4％）、人員整理による離職（20.8％）、体調不良（20.8％）、トライアル雇用のみ継続雇用不可（11.3％）、暴力など規定違反による解雇（7.5％）、賃金等雇用条件の悪さ（5.6％）、問題行動による雇用継続不可（5.7％）、その他（1.9％）であった。

これらの結果には、意欲の低下や規定違反による継続雇用の不可など、本人の内発的かつ社会的な成熟度に関わる課題が散見される。

そのため私たちは、障害者の就労を促進し、職場に安定して勤務するための支援内容について検討していくなかで、当事者の知的水準や職業スキルを高めるだけの支援ではなく、適応能力の向上を目指した支援の体制整備の重要性を再認識するようになった。つまり社会は、道徳性、法令や規則などのルール、思いやりや協力などの相互主体性、個性や役割によって構成されていると考え、当事者の社会的存在そのものを支援することが就労する上での重要なポイントだと認識したわけである。

そして、支援者側がそれらのポイントを理解し、支援するためのツールとして、「主体性および社会性に関する評価表」（**表2**）を作成するに至ったのである。

2）6つの大項目と3～6つの小項目で構成し、発達的視点を重視

この評価表は、当センターにおける就労移行支援へ移行する際の評価基準である。

評価を行う理由は、①体験利用を経て、正式利用へ移行する場合に関しての一指標となると考えられる、②入所後の心理的な課題に対する配慮などについて短期間で判断する必要がある――ためである。また、就労後の問題行動の発現と対処方法についての予測、臨機応変な対応の必要性からも、このような評価機能が欠かせない。

評価表は、6つの大項目からなり、それぞれ3～6つの小項目で構成される。評価項目は、平成11年の開所から平成18年9月までの利用者、離職者、就労継続者、就労につながらなかった者114人の施設内支援状況や職場定着状況に関する記録を参考に検討した。

さらに作成に当たっては、「支援」のための視点を重視した。第一点は「労働環境からの支援」として社会性の確立に向けた「社会化の視点」、第二点は「生活環境からの支援」として主体性

表2 主体性および社会性評価項目基準と対応例

項目	評価基準	対処方法
身辺自立（基本的な主体的行動であり、社会生活を営むための最も基本的な能力）		
排泄	便器や着衣を汚さない。休憩時間に用を済ませることと逃避的な行動に利用しない。適切な判断がある。	業務中の離席の影響についての意識付けと休憩時間の用便の促進。
身だしなみ	入浴習慣があり、着替えや整髪等の整容が自力で行えること。衛生面が周囲に影響することを知っていること。	身だしなみチェックやビジネスマナー講座による意識付け。TPOに応じた支援。
移動	徒歩や自転車は然り、公共交通機関などを利用して自力で通所ができる。	経路、手段は情報的支援。同行する等通所支援を実施する。
作業準備性	学習後、自分の作業用具の準備や後片付けが自主的に行えること。自分のことは自分で処理する意識。	事前指導、マニュアル提示にて行動促進。他行動の分化強化。
意志交換（挨拶返事など社会生活上基本的且つ重要なコミュニケーション能力について）		
挨拶・返事	積極的に挨拶する。少なくとも働きかけには答える態度がある。状況に応じて丁寧な返事ができる。	朝礼終礼時に相互交流を目的とした挨拶訓練を実施。職員や他者との日常的関わり。
傾聴態度	指示・指導等他者からの働きかけを受容する態度がある。最後まで話を聞く姿勢を有している。	朝終礼時に相手の話を聞く習慣化を図る。面接訓練などSSTを通じた経験的学習。
報告・連絡・相談	不明瞭時の確認・相談やトイレなどの離席時の報告ができる。悩みなどを相談できる。欠席遅刻時の連絡が自立。	啓発的支援により社会的知識の学習支援。自主的行動の促進と他行動の分化強化。
集団参加（家族以外の小集団に対する基本的な行動様式について）		
積極性	自ら他者や集団に働きかけることができる。他者との関係性が築きやすい。	本人同意の上、仲介して関係性の構築を促進する。ボードゲームなどのツールを利用する。
柔軟性	要求固執がなく、柔軟性に富んでいる。他者の多様性を受け入れることができる。自己の世界に固執しない。	個別面談にて真意を確認し、相手の立場に立って思考する機会を提供し、多様性を促す。
他者の受容	他者の存在、意見などを受け入れ、適度に自己抑制を図ることができる。適度な自己表出と他者の尊重。	実情に応じた課題を共有して個々の意見を尊重する相互交流の機会を持つ。
自己統制（自己の感情、行動をコントロールし、安定した社会生活を営む能力について）		
自他の区別	他者との所有物の区別。過干渉ではない、相手の気持ちを理解できる感情の分化に基づいた行動ができる。	道義的観点からの啓発的支援。相互性や因果性の観点から優先事項の認識を図る。
注意力・集中力	1時間は作業に向合うことが可能。終日作業に取り組む姿勢がある。部品の取り扱いなど安全に配慮できる。	適応の範囲で効力感の獲得を支援。正のフィードバック。個別プログラムでの運動。
謙虚さ	経歴や経験等誇大且つ激しい自己主張がない。他者を否定せず受容し吸収しようとする学習態度が備わっている。	カウンセリングなど定期的な個別対応を実施して本人感情を受容。段階的に適正行動を指導。
情緒安定性	冷静で落ち着きがあり感情の起伏が激しくない。他者への攻撃性はなく、対人関係が築きやすい。	カウンセリングなど定期的な個別対応を実施して本人感情を受容。信頼関係の構築を図る。
責任感・決断力	自ら決定するという意志と決定したことに対して責任を持つ若しくは内省的である。	段階的な作業訓練を通じて自己効力感の獲得を支援。課題は共有して主体性を尊重。
対人関係能力（制度的な関係や組織における基本的な社会交渉能力について）		
素直さ	外部からの適切な働きかけに対して否定的・拒否的な態度が少なく受容して行動に移すことができる。	マニュアルでルールを明確化。因果性の観点から意義を啓発。他行動の分化強化。
適応性	対人・環境の変化に対して生理、心理的に不適応反応を呈することなく、徐々に環境に馴染むことができる。	SSTや段階的な作業訓練とその遂行。面接や職場実習等施設外支援の機会を提供する。
ルールの遵守	社会・組織の規範を順守する態度がある。作業上のルールなど取り決めを守ることができ、拘りを優先しない。	カリキュラムや作業内容・手段の構造化。他行動の分化強化。適正行動としての啓発。
行動抑制	衝動性は極めて低く、自己の行動を調整することができ、優先すべき行動を見極める能力・態度がある。	作業時間を60分以内で設定、タイマーで自己管理。エアロバイク等運動による調整力支援。
協調姿勢	同調行動をとることができる。状況を見極めて協調して行動することができる。	作業準備時の具体的指示。班別清掃など小集団活動による実践的学習（指示と評価）。
共感性	状況に応じて周囲や相手の情動を推察して行動することができ、且つ対人対応の向上が図れる（社会的性）。	実情に応じ課題を共有して相互主体的に思考、適正行動についての相互学習を支援。
認知能力（障害の受容をはじめ自己と他者との関係性や協同を理解することのできる客観的能力について）		
障害の認知・受容	障害特性を理解、現実を受け止め、能力に見合った要求水準で本人保護者の障害受容がされている。	日常の記録・課題発生時の連絡相談、作業データの提示等客観的指標にて理解促進を図る。
自己理解・認識	長所短所に関してある程度理解・認識がある。得手不得手を理解し能力を過大評価せず、自己内省的側面がある。	主体的に目標設定を図り、経過や結果は個別面談にて協議。データ等フィードバックする。
他者の理解	従順な支配関係又は拒否的な防衛反応がない適度な自己表出と他者の言動への気配り（相互作用）ができる。	適宜カウンセリングを通じて信頼関係の構築を図り、アサーティブな表現手段を指導する。
役割行動	何を求められ、何をするべきかといった自分の役割を明確に認識し役割を遂行することができる。	実施内容を明確化、主体的行動を尊重する。職場実習にて実践的学習と評価により強化。
問題処理能力	状況の変化に柔軟に対応（資源活用も含む）し適切な行動が取れ、且つ学習することができる（対処行動）。	社会生活上、想定される場面を設定。課題を共有し社会的観点から適正行動を思考させる。

を形成する基本的な「養育環境の視点」であり、各項目の具体的な評価基準とその対応方法については、表2に示したとおりである。

各項目は、マズローの欲求階層説[14]に照らし合わせ、発達段階的に検討し、「身辺自立」は生理欲求、「意志交換」は安全欲求、「集団参加」「自己統制」「対人関係能力」は所属と愛情欲求へと移行するように構成しており、徐々に社会性の要素が高くなっている。

3）複数の指導員が参与観察で評価を行い、スコアの平均値を採用

参考までに、平成16年4月～18年9月に当センターを利用後、一般就労した就職者27人のうち、知的障害がある24人を対象として評価を行ったので、その際の方法および主な結果について、ここで紹介する。

まず評価方法は、当センター指導員4人によって参与観察を通して行った。複数の指導員で評価し、各指導員の評価で得られたスコアの平均値を算出した。

次に、評価表の作成に携わった指導員と評価者が検討した上で、各評価を7人の職員で協議して、「主体―社会性評価」とした。また設問ごとに、「自立している」（3点）、「自己認識があり指導によって改善が可能」（2点）、「再三の指導によっても改善が見られず、かつ準備訓練期間内での改善が期待できない」（1点）とし、加点で評価する方法とした。

その結果、得点範囲は最低26点から最高78点までで、78点に近い値を示すほど主体性および社会性に関する能力を有していると判断された。

4）対人対応や情動コントロールなどの適応能力の必要性が明らかに

その結果は、**表3～10**に示したとおりである。

このうち、「主体―社会性スコア」と性別（**表3**）、生活の場（**表5**）、知的障害の程度（**表6**）、就労期間（**表7**）は有意差が見られなかった。

一方、「20歳未満」と「30歳代以上」では差が見られ、項目別では「自己統制」「対人関係能力」については「20歳未満」のほうが「20歳以上」の者よりも有意に高かった（**表4**）。定着指導[※3]の状況では、「規定を超えた（月1回以上）」指導を受けた者よりも、「規定の範囲内（月1回）」の定着指導を受けた者が有意に高く、項目別では「意志交換」「集団参加」「自己統制」「対人関係能力」「認知能力」において有意差が見られた（**表8**）。また、離職歴の有無や現在の就労状況についても、離職歴がない者、「就労中」の者のほうが有意にスコアが高かった（**表9、10**）。

松為[15]は、「職務を維持する能力は、障害の重さや程度よりも、対人技能などの作業遂行と直接関連しない技能の方が大きく影響する」[15]と述べている。

その点からも、就労支援では、コミュニケーションや対人対応や自己理解と他者理解にもとづ

※3 就労期間により、当事者の職場で指導員が定着のための指導を行う。指導のペースについて規定上、就労期間が1年未満では1か月に1回、1年以上2年未満では3か月に1回、2年以上では半年に1回と定められている。

第5章 ヘルスサービスの方向転換

表3 主体―社会性スコア（性別）

	男性 (n=19)	女性 (n=5)	P値
主体―社会性スコア	51.24	46.20	
身辺自立	9.97	10.20	
意志交換	6.45	5.00	
集団参加	5.66	4.30	
自己統制	9.68	9.50	
対人関係能力	11.00	9.30	
認知能力	8.47	7.70	

*p<0.05　**p<0.01　***p<0.001

表4 主体―社会性スコア（年代）

	20歳未満 (n=8)	20歳代 (n=10)	30歳以上 (n=6)	P値
主体―社会性スコア	57.94	47.80	43.83	*
身辺自立	10.56	10.00	9.33	
意志交換	6.56	6.00	5.83	
集団参加	6.06	5.15	4.83	
自己統制	11.75	8.75	8.33	***
対人関係能力	13.13	9.85	8.67	**
認知能力	9.88	7.85	7.00	

*p<0.05　**p<0.01　***p<0.001

表5 主体―社会性スコア（生活の場）

	施設 (n=6)	自宅 (n=18)	P値
主体―社会性スコア	52.17	49.53	
身辺自立	10.00	10.03	
意志交換	6.67	5.97	
集団参加	5.67	5.28	
自己統制	9.67	9.64	
対人関係能力	11.17	10.47	
認知能力	9.00	8.08	

*p<0.05　**p<0.01　***p<0.001

表6 主体―社会性スコア（知的障害の程度）

	中程度以上 (n=6)	軽度 (n=18)	P値
主体―社会性スコア	46.47	52.30	
身辺自立	9.67	10.23	
意志交換	5.78	6.37	
集団参加	5.00	5.60	
自己統制	9.00	10.03	
対人関係能力	9.78	11.17	
認知能力	7.44	8.83	

*p<0.05　**p<0.01　***p<0.001

表7 主体―社会性スコア（就労期間）

	6か月未満 (n=10)	6か月以上1年未満 (n=6)	1年以上1年6か月未満 (n=5)	1年6か月以上 (n=3)	P値
主体―社会性スコア	53.00	47.50	46.70	52.00	
身辺自立	10.60	8.83	10.10	10.33	
意志交換	6.80	5.50	5.50	6.33	
集団参加	5.65	5.17	4.90	5.67	
自己統制	10.05	9.67	8.40	10.33	
対人関係能力	11.15	10.33	9.60	11.33	
認知能力	8.75	8.00	7.80	8.31	

*p<0.05　**p<0.01　***p<0.001

表8 主体―社会性スコア（定着指導の状況）

	規定範囲外 (n=14)	規定範囲内 (n=10)	P値
主体―社会性スコア	43.68	59.30	***
身辺自立	9.75	10.40	
意志交換	5.32	7.30	*
集団参加	4.29	6.90	**
自己統制	8.46	11.30	***
対人関係能力	8.82	13.20	***
認知能力	6.96	10.20	***

*p<0.05　**p<0.01　***p<0.001

表9 主体―社会性スコア（離職歴の有無）

	離職歴有 (n=15)	離職歴無 (n=9)	P値
主体―社会性スコア	45.67	57.72	**
身辺自立	9.67	10.61	
意志交換	5.80	6.72	
集団参加	5.00	6.00	
自己統制	8.53	11.50	***
対人関係能力	11.97	8.00	**
認知能力	9.16	6.63	*

*p<0.05　**p<0.01　***p<0.001

表10 主体―社会性スコア（現在の就労状況）

	就労中 (n=15)	離職 (n=9)	P値
主体―社会性スコア	54.84	40.88	**
身辺自立	10.41	9.25	*
意志交換	6.78	4.88	*
集団参加	6.06	4.00	**
自己統制	10.47	8.00	***
対人関係能力	11.97	8.00	**
認知能力	9.16	6.63	*

*p<0.05　**p<0.01　***p<0.001

いた情動コントロールなど、適応能力に主眼を置いた評価や支援体制の必要性が指摘できよう。

5）段階的支援が可能になるとともに、客観的な自己理解も促進

この評価表において、主体性および社会性に対する評価スコアが低いということは、社会的成熟度が低く、自己コントロール能力に欠け、不適応行動が生じやすいなど、就労への困難さが指摘できる、と当センターでは考えている。

さらに、訓練においての総合的な判断からも、発達課題が生活支援段階であると推察された場合には、家庭やその他の保護的かつ養育的段階でのサービスが必要であると判断できるため、状況に応じた段階的支援を行うことを重視している。

また、個別項目に視点を移せば、障害による特性といった個性的観点から、当事者一人一人の特性や得手不得手といった客観的な自己理解の促進にもつながるのではないか、と推察できる。

ここでは、「評価表の作成プロセス」と題し、作成に至る背景、活用のポイント、内容を検討する上での視点、各項目の基準と対応例、活用した際の結果の一部について述べた。

5 社会的成熟と主体性の構築を重視した支援のあり方

支援者が寄与すべきは「主体的行動習慣」

続いて、評価表によって得られた結果を支援に展開していく上での考え方について示したい。

障害を有するということは、それ自体が生活を営む上で極めて重篤な影響を及ぼすことを意味する。そのため支援者は、当事者の問題や課題を最も発見しやすく、当事者の「気づき」を促すことができる存在となり、成長を支援する上で重要な視点を持たなければならない。すなわち、当事者が抱える課題に対し、「どうしてそのような課題が出るのか？」という行動の背景について捉えようとする意識と知識が必要となる。

評価表にもとづく評価に対して、当センターで支援者は、次の4つの視点で対応している。第1点＝「自己効力感の獲得を図る支援」、第2点＝「運動による体感的支援」、第3点＝「社会的知識としての啓発的支援」、第4点＝「コミュニケーションを通じた信頼関係の構築」である。

社会で生きるとき、人は与えられた課題のなかで主体的に行動することが必要となる。したがって支援者は、その課題に対し、どのような対応をするかを見つめ、適切な評価や支援を実施していく調整役として存在している、と自覚しなければならない。

要するに、課題の提示と対応手段についての教示が行われ、当事者が判断し、実行するといった相互に尊重し合う関係性、すなわち基本的な信頼感こそが、主体的行動習慣に獲得につながり、能力の伸長と成長可能性が広がっていくという結果をもたらす、と考える必要がある。

一般就労支援で獲得すべき「社会性」

小川[16]は、「人間は誕生と同時に二つの可能性、すなわち、退行するか、前進するかのいずれ

か一方しか選択することはできない」と述べている。

　就労支援を実施するなかで、自らの可能性を見出し、社会参加していく障害者は決して少なくない。その支援のなかで、一つ一つの課題を自ら達成し、日々生き生きと成長していく姿に、支援者側も学ぶところが大きい。自分にもできるという可能性の上に目標を設定して進んでいく彼らの姿こそ、「前進的方法[17]」である。私たちは、そこに「意志の力」の大きさを感ぜずにはいられない。

　ところが、たとえ技術的に優れ、知的能力が高くても、まったく他者との関係性を築くことをせず、自らのこととして取り組もうとする意識すらない場合には、社会関係を結ぶことが困難となる。

　そのような経験からも、一般就労に向けた支援を通じて社会的に自立するためには、ある程度の社会性の獲得が必要であると強く感じている。だからこそ、その社会性を創造するための主体性の意義を重要視せずにはいられない。

　できなくてもやろうとする意志や、できるように励む姿勢は、社会との距離感を縮め、人間としての存在価値を大きくするはずである。

何よりも重要なのは「人間力」

　E.フロム[18]は、人間は「理性と想像力とを用いて、手近にある事物を変容する能力をもった生産的動物であり、生きるためには生産性という自己の力を用い、自分に備わった可能性を実現する能力」を十分に発揮しなければならない、と述べている。いわば、生産的営みは生きることであり、生きることは創造的活動である、と言える。

　松本[19]は、困難や苦しみについて、避けがちであるけれども、「人同士が分かりあうために体験しておくべきことであり、他人をわかることができる人として成長するために必要なこと」であるとし、また困難や苦しみへの遭遇は「私たちにとってはじめて自分の内部世界を変える機会が与えられたと考えるべきであろう」と述べている。まさしく、現実に向き合い、そこから何かを感じ取り、乗り越えていく姿勢を持つことによって、自己を客観的に見つめ、自己変革をもたらすのである。

　また梶田[20]は、「知識や技能は利用することのできる道具として捉え、これらの道具を適時適切に使いこなしていくためには、その人自身が賢くなくてはならず、道具が身につく以上にその道具を使う主体が育つことが重要」であると述べている。

　何の仕事に就くのかを考えることも含め、働くということにおいては、その主体である私たち一人一人の人間力が鍛えられていることが大切である。現代社会では、主体が育っていないために、道具である仕事を正しく使えず、その結果として、不祥事を起こすような事件が少なくない。一方、社会では、単なるスキルよりも、挨拶をすること、与えられた職務を全うする一生懸命さ、素直な態度で指示を聞くことなどが、仕事ができることよりずっと重要視されている。

　私たち自身が力をつけていくこと、それがまさにヘルスプロモーションである、と言えないだろうか。

活動を振り返って──

■障害者就労支援の本質

　当センターでは、障害を持つ人への就労支援を通じて、就労という社会統合を実現していると考えている。そして私たちは、潜在的な成長課題を見出し、適切な刺激によって課題を克服するなかで、人間的にも社会的にも成長、成熟するという就労支援の原理原則を抽出できたと自負している。

　ここで言う適切な刺激とは、個々の能力に応じた働きかけであり、それは発達段階や能力に応じた適応行動の学習を指す。適応行動を学習するためには、次の3点が必要となる。①障害特性を知ること、②人間は潜在的な可能性を有しているという視点を持つこと、③可能性を引き出すための発達課題に応じた適切な支援を展開させていくこと──である。これら3点により適応行動の学習、すなわち自らの健康をコントロールし、改善することを可能とする「能力付与」を実現することができる。

　障害者支援には、障害に対する合理的配慮が必須であり、障害者に対する就労支援には、生産性の視点から、当事者の積極的態度の形成に向けた支援が必要となる。

　このようなことから、合理的配慮には、客観性と論理性が不可欠となる。論理性や客観性がなければ、感情的な側面が強調され、従来の保護的な環境という主体性を欠いた代理機能が強化されることになってしまう。だからこそ、上記の3点を踏まえた支援を実現させるため、現状を評価する基準と対処方法が必要と考え、筆者の勤務する就労支援機関では「主体性および社会性に関する評価」を作成したのである。

　障害を有することに対し、周囲からの働きかけや環境の再構築が必要であることは否定しない。しかし、できないことを前提とした保護的な対応は、かえって彼らの可能性の幅を狭めてしまうだろう。

　働くことは、社会的存在として自らを自己認識するための一つの手段である。姜[21]は、「他者からのアテンション（仲間としての承認）」として、社会での自らの存在する意義について語っている。つまり、他者に認められることにより、社会的に存在することとなり、帰属意識が形成される、というわけである。まさに安心が人の成長を支援するということであり、安心感を獲得する基盤づくりが重要だということであろう【健康を支援する環境づくり】。

■Well-being＝最善の状態とは、「私」が存在していること

　ところで、幕末期[22]においてわが国は、英国、仏国、米国といった欧米列強がアジアに進出するなかで、植民地化の脅威にさらされた。ペリーが来航し、日米和親条約の締結からほどなく、米国からハリスが来航し、開港を迫った。200年以上も続いた鎖国からの大転換である。

　その矢面に立ったのは、幕臣で海防掛（現在の外交官）であった岩瀬忠震であった。国政においては、尊王攘夷運動が興隆を深めており、当然、開国反対が主流であった。岩瀬は、やむを得

ぬ場合は現場の判断という指示のもと、日米修好通商条約を締結した。結果として、わが国は当時、アジア圏で唯一、植民地化を免れ、主権を守った。鎖国下の封建社会の幕臣という身分で国を開くという交渉や英断には、相当の知識と視野の広さ、そしてマジョリティーに屈しない強い意志が必要であったと思われる。岩瀬が150年後の現代日本を見据えていたかは定かではないが、その英断の際、Well-being＝最善の状態を想定したことは間違いないだろう。

一方で、利便性や合理性を追求し続ける現代社会は、私たちの「経験の機会」を著しく低下させ、「経験の機会」を奪われた私たちは、「実感する機会」いわば「成長の機会」を失っていると言える。障害を持つ人が働くというその支援のなかで、経験を実感することによって、彼らの主体性が築かれ、社会性が養われていく姿を、支援者である私たちは数多く目にした。

そのような観点からも、専門家の役割とは、正しい知識を伝え、経験する場といった「能力形成」の機会を提供することだと断言できる。

■「実感する機会と成長」が健康で文化的な社会を創造する

私たちは、単に福祉サービスを選択するという本人主体ではなく、社会全般を知ることによって本人主体が形成される、という認識を持たねばならない。その社会全般のなかにこそ「就労」という選択肢が存在するからである。

実際に雇用することによって「パラダイムの転換」[23]がなされ、多くの選択肢と可能性が存在する社会創造がなされる。こうした環境の変化のなかでこそ、well-beingな状態が見えてくる。個人と環境に対するアプローチは同時に進行する、というバランス感覚が不可欠であろう。それは、私たちが社会的存在に他ならないからである。

つながりを意識して未来を考える適切な判断力を持った主体性の確立【個人技術の開発】と、人間のあり方を意識した社会を創り上げること【健康を支援する環境づくり】の融合は、障害者の就労支援を通じて学び続けることができるのである。その際、支援するための論理性や客観性と、福祉や障害者に特化しない分野を超えた連携が必要である。

本事例は、障害がある人の就労支援に携わるなかで、当事者のみならず、私たち一人一人にとっても、「実感する機会と成長」が健康で文化的な社会を創造することにつながるものだ、と示す事例であり、「文化的なヘルスサービス」[24]への転換であると捉えている。

生きることを肯定的に捉え、成長していける社会こそ、健康的な社会であり、そのような社会を創造する障害者就労支援のあり方には、適応的文化[25]の創造という視点、そして自らも社会を支える担い手となることが社会の創造につながるという視点が内包されている。その意味で本事例は、【ヘルスサービスの方向転換】と言えないだろうか。

健康社会学研究会からのコメント

帝京平成大学現代ライフ学部　森川　洋

　本事例の著者らは、障害がある人の就労支援の実践家として、実践の世界と理論の世界を絶えず行き来しながら、障害がある人の働くということへの支援、とくに評価票の開発や活用について日々、探索し続けている。

　その際には、具体的に次の二つの視点を持ちながら活動を展開している。一つは健康観について、障害があるから不健康という身体的・精神的健康に限定した捉え方ではなく、そもそも人々の健康は多様で幅広く、その人の人生上の生活課題と直結するという視点である。もう一つは、保護者の「この子は障害があるから護り続ける」という立場ではなく、「私たちが死んだ後も独りで生きていくことができるように育てる」という「親亡き後」を念頭に置いた視点である。このような二つの考え方を土台としたなかで、就労支援のあり方を模索し続けている。

　いわば、従来の障害福祉サービスから立ち位置を換えて実践を展開させていく活動であり、そのような意味で【ヘルスサービスの方向転換】としての活動であると言える。本事例では、当事者の健康を構成する「働く」ということを支援するために、社会のなかで自立して生きていくことができるよう、主体性や社会性を伸ばすような支援が展開されており、その一つの取り組みとして、当事者の「主体―社会性評価」を通じたアセスメントのプロセスが取り上げられている。

　「主体―社会性評価」の開発と活用【投資】は、ここまでに述べられていたように【ヘルスサービスの方向転換】を行うべく、当事者、保護者、関係機関、事業所等（パートナー）にアプローチするなかで文字どおり、手段として行われた。

　評価票の活用は、【健康を支援するする環境づくり】や【個人技術の開発】といった活動にも連動していると指摘できる。また、障害がある人の理解と障害がある人の健康観、そしてそれらを支えるために必要な概念として、主体性と社会性を挙げ、そのことを念頭に置いた支援を支援者と家族、当事者と共有している【唱道】【パートナー】。加えて、各法や各理論を根拠とし、関係機関と当事者およびその家族や支援機関・事業所にも発信されていた【唱道】【パートナー】。いわば研究活動を通じて、思いつきや、良いと思うからあるいはほかの機関が行って成果が出ているからといった恣意的な支援ではなく、客観的な視点に近づける努力を支援者自身が絶えず行い、共通理解を得ていくような環境づくりを通して支援を展開している、という点が重要である。

　つまり本事例は、26項目で構成される評価票によるアセスメント等を通じて、当事者・保護者・支援者の三者で課題を明確化し、支援すべき内容と支援者による当事者への支援の意図（考え方）を保護者等に伝え、支援者とも共有を図りながら、個々の力を伸ばす活動である、と言えるのである。とりわけ肝要なのは、このような共有化が改正障害者雇用促進法における差別の禁止・合理的配慮を説明する根拠ともなり得るところであろう。

　ここまで見てくると、PDCAサイクルやソーシャルワークの展開過程等といった各種の理論が思い浮かぶかもしれない。しかし本事例は、単なる理論をツールとして活用したものではない。日々、利用者と顔を合わせるなかで支援者が「成長を支えたい」という思いを持ちながら、「利用者と支援者がお互いの生きる力を発揮」できるところに辿り着くことを目指している点が特色である。つまり、その目的のために安易にツールに手を伸ばすのではなく、理論の世界を通してツールを見極め、自らツールを検討したというところが、本事例における忘れてはいけないポイントである。

　今後の課題としては、次のようなことが考えられるだろう。

　本事例では、【地域活動の強化】に関しては、支援機関を取り巻く関係機関を巻き込む取り組みが行われ、また事業所、教育機関、障害者団体、行政などの専門機関などへの就労支援そのものの理解を促していた【唱道】。いわゆるフォーマルサポートに焦点が当てられていたわけだが、イン

フォーマルサポートとして【地域活動の強化】をどう図っていくかという点が、まさに今後の課題の一つであると言えよう。筆者のこれまでの経験からは、郊外に比べ、都市部の就労支援機関では物理的にもジョブカフェを開設しやすい一方、郊外の就労支援機関では気軽に立ち寄るということがむずかしいという難点があった。しかし、筆者が本事例のフィールドに足を運ばせてもらった際には、一人の退所者（就労中の元利用者）が来所していた。聞けば、仕事終わりに毎日、来所するとのことであった。このような事例を吸い上げ、実績として整理していくことが今後のインフォーマルサポートの確立につながるはずである。

　また、【健康的な公共政策づくり】、そして【パートナー】という側面からの課題もある。日本は平成26年2月、障害者権利条約を批准し、28年4月からは差別解消法が施行される。平成26年6月には、前述のように改正障害者雇用促進法にもとづく差別禁止・合理的配慮の提供に関するガイドラインが提示された。虐待と異なり、意図せず悪意がなく、結果として差別があった場合、当事者やその家族が申し出て「差別」と判断されれば、事業主は対応しなければならないケースが出てくる。そのため今後は、合理的配慮のもと、当事者・事業主を支援する法律家等とのパートナー関係が必要になってくるとも考えられる。

　そのほかにも、さまざまな局面での課題は挙げられようが、これらに限定しても就労移行支援事業所、就業・生活支援センターには、ますます多様な役割が求められていると言えるだろう。

[参考文献]
1) 内田樹．下流志向―学ばない子どもたち　働かない若者たち．講談社．2007．10-16．
2) 厚生労働省　障害者雇用促進制度における障害者の範囲等のあり方に関する研究会報告書2012 www.mhlw.go.jp/stf/houdou/...att/2r9852000002gyx7.pdf（2012年8月6日アクセス）
3) 内閣府「平成２５年度障害者白書」www8.cao.go.jp/shougai/whitepaper/index-w.html（2013年8月10日アクセス）
4) 埼玉県産業労働部就業支援課　障害者離職状況調査報告書2013　www.pref.saitama.lg.jp/uploaded/attachment/450171.pdf（2013年12月20日にアクセス）
5) 望月崇・森宗平・牧野暢男他．人間と社会の理論―現代社会学入門―．高文堂出版社：1975．2-19．
6) 望月崇．前掲書5）．2-19．
7) H.ガードナー．黒上晴夫・中川好幸・中原淳他訳．多元的知能の世界―MI理論の活用と可能性．日本文教出版：2003．32-34．
8) H.ガードナー．前掲書7）
9) A.H.マズロー．小口忠彦，押川昭，長原萬里雄他訳．人間性の心理学．産業能率短期大学出版部：1971．101．
10) 梶田叡一．自己意識の心理学．東京大学出版会：1988．25
11) 成田奈緒子．早起きリズムで脳を育てる〜脳・こころ・からだの正三角形〜．芽ばえ社：2012．16-28
12) A.H.マズロー．前掲書9）．101．
13) K.ビューラー．原田茂訳．幼児の精神発達．協同出版：1973．63．
14) A.H.マズロー．前掲書9）．89-101．
15) 松為信雄．障害のある人のキャリア発達の形成と支援「発達障害研究」．2007．310-321．
16) 小川芳男．倫理心理学〜フロムの人間観と倫理思想〜．北樹出版：1985．19．
17) 小川芳男．前掲書16）．19．
18) E.フロム．谷口隆之助・早坂泰次郎訳．人間における自由．東京創元社：1972．109

19）松本 隆．愛は脳を活性化する．岩波科学ライブラリー：1996．6-8．
20）梶田叡一．自己を育てる―真の主体性の確立（子どもの発達と教育）．金子書房：1996．4-12．
21）姜尚中．悩む力．集英社：2008．121-123．
22）岳 真也．幕末外交官―岩瀬忠震と開国の志士たち．作品社：2012．参考
23）S.R.コヴィー．J.スキナー,川西茂訳．7つの習慣―成功には原則があった！．キングベアー出版：1996．16．
24）OTTAWA CHARATER FOR HEALTH PROMOTION：WHO―21世紀の健康戦略2．島内憲夫訳．垣内出版：1990．13．
25）W.F.オグバーン．雨宮庸蔵，伊東安二訳．社会変化論．育英書院：1944．190．

第3部 活動事例の総括と展望

第1章 健康社会へ向けて

ヘルスプロモーション活動の展開へのヒント

帝京平成大学現代ライフ学部　森川 洋

1 今後の展開に向けて──

　本書の狙いは、「自らの健康とその決定要因をコントロールし、改善するプロセスである[1]」とされるヘルスプロモーションをどのように理解し、どのように活動を展開するか、そのためのヒントを探ることである。

　本書の目次を再度ご覧いただければわかるように、テーマは多岐にわたる。このことは、ヘルスプロモーションが個人や組織における健康づくりのみならず、「社会のあらゆる活動が、結果として5つの活動のいずれかに結びついたり位置づけられ」るさまざまな分野を包括する枠組みであることを意味している（助友・第1部）。また同時に、いずれの事例も、それぞれ「5つの活動」にはめ込んで完結しているわけではない。つまり、「5つの活動」のうち、1つの活動を意識し切り口としつつも、すべての事例が「5つの活動」に展開していくことが念頭に置かれている。

　本稿では、「健康増進」から「ヘルスプロモーション」という新たな戦略への転換という文脈、言い換えれば、「医学モデル」から「社会モデル」への転換という視点のもと、各執筆者の記述の概要とヘルスプロモーションの「5つの活動」を概観しつつ、これからのヘルスプロモーション活動の深化を考えるうえでの課題を検討したい。

　なお本稿には、整理方法や分類方法、健康社会学の視点などにおいて議論の余地が多々ある、ということをあらかじめ申し上げておく。今後、ヘルスプロモーション活動の展開や健康社会学の全体像を明らかにしていくためのディスカッションをより活発にしていくための一助となるこ

とを、本稿は意図している。

2 獲得概念としてのヘルスプロモーション～本書の活動事例の検討

「限界認識と可能性の拡張」という視点からの検討

河口[2]は、ヘルスプロモーションの重要な点として、「『健康』という概念が、promotionと連結されることによって、ある一定の想定された状態概念の枠を越え、『過程』として、すなわち獲得概念として提案されている」ことを挙げている。

医学的基準のもとでは、血圧、血糖値、尿酸値、腹囲といった客観的数値を通じて、病気の状態との対極や連続的状態として、健康か否かが区分されており、健康的な状態か、そうでないか、という状態概念のなかに「健康」が位置づけられている。一方、獲得概念としての健康は、「自ら設定した（set by oneself）目標を実現できる当人の能力[3]」であり、「健康が何らかの状態なのではなく、全ての人に固有の獲得概念であることを前提とし、あらゆる人が健康でありうる可能性を提示[2]」している点が特色と言えるだろう。

このような、「さまざまなレベルにおけるプロセスを振り返り、考察することは、さまざまな実践家がそれぞれの地域における自分たちの活動の立ち位置を把握し、現状と課題を明らかにし、活動推進を図る糸口を見出す」（助友・第1部）ことにつながるはずだ。

本書でも、各々の実践過程における執筆者とヘルスプロモーションとの対話の場面が垣間見られる。その一例として、「私たちが行っている予防事業に意味があるのか？」（姉崎ら・第2部第1章1）、「子どもの健康をつくり出すものは何であろうか？」（林・第2章1）、「大学生による薬物乱用防止教室の支援が有効ではないか」（杉田・第3章2）、「多くの自治体における計画策定の目的化や住民参加のあり方への疑問」（高澤・第4章1）、「障害のある人が"障害者"であることにより、教育課程修了後の就労や生活における一般的な選択肢が限られ、福祉サービスのなかに取り込まれていく、といった文化的背景が社会統合を阻害しているのではないか」（黒岩ら・第5章2）」等々が挙げられる。

そこで本稿では、助友が第1部で引用したRootman[4]らによる「ヘルスプロモーションにおけるプロセスの多様性」を参考にしながら、第2部に掲載した事例の整理、検討を改めて行いたい。

第1部では、1点目に「『活動』がどのような『目的達成』につながったのか」、2点目に「その『目的達成』が『医学的目標達成』（いわゆる従来の保健セクターが目標としてきた地域の健康レベルの改善等）のためにどのような関わりがあったのか」、3点目に「地域住民が豊かで幸せに生きるという究極の目標達成にどのように関わるのか」、そして4点目に「これらの『過程全体を通じて一連のプロセスを説明することは可能なのか』」といった形でそれぞれのプロセスが提示されているが、ここでは、とくに1点目および2点目のプロセスに重点を置きたい。

なお、1点目のプロセスを「活動による成果」（プロセスⅠ）、また2点目のプロセスを「活動による成果がどういった方法により数値目標に結びついたのか」という意味で「数値目標への連動

方法」(プロセスⅡ) と筆者なりに位置づけ、さらにマートンRK[5]の機能分析の視点を参考に、プロセスⅠの「活動による成果」を「潜在的機能」に、またプロセスⅡの「数値目標」を「顕在的機能」に、および「数値目標への連動方法」を「潜在的機能と顕在的機能の連動方法(以下、「連動方法」とする)」として整理した(表1~5)。そのうえで、「いままでは気づかなかったさまざまな限界をわれわれに気づかせる」という社会学的認識[6]の立場、いわば「限界認識と可能性の拡張」という視点から検討する。

「5つの活動」における新たな課題~本書の事例から

①健康的な公共政策づくり

「健康的な公共政策づくり」活動を意識した事例における「概要」「潜在的機能」「顕在的機能」および「潜在的機能と顕在的機能の連動方法」は、**表1**に示したとおりである。

「限界認識と可能性の拡張」という視点から、姉崎らの第2部第1章1「**徹底した共有と協働にもとづく健康づくり計画の策定と実施**」の事例を検証すると、まず保健福祉施策部門の専門職の間で予防事業を行うことへの疑問が生じていた。具体的には、町民に対する健康意識向上への気持ちが強い一方で、さまざまな活動に関わる町民の健康への効果が見えにくく、専門職からの一方的な思いに終始した支援が展開されているのではないか、という懸念である。そして、そうしたなかで、取り組みの限界が認識された。そこから、職員間で疑問や悩みを共有し、専門職として何をすべきかを振り返り、町民の健康観、天塩町での暮らしや健康課題を通して目指すべき方向を互いに共有し、健康づくり計画策定へと向かい、可能性が広がったと評価できる。

このようなことから、本事例は【唱道】(活動が発展するきっかけへの認識)を示す事例であり、専門職の活動を発展させるきっかけの認識を明確にさせたことが特徴の一つと言える。そのことにより、【能力形成/能力の付与】(活動によってエンパワーされるターゲットの把握)が可能となり、町民をそのエンパワーの対象として位置づけ、【パートナー/調停】(活動に関わる人々の調整)に取り込んでいくことができた。また、新たに開拓された思春期の予防事業では、学校側のパートナーである担任や養護教諭が異動しても継続できる仕組みとして【規制と法制定】(活動の法的根拠という意味づけ)が行われていたことも見逃してはならない。

表1 「健康的な公共政策づくり」を意識した本書事例における「潜在的機能」「顕在的機能」および「潜在的機能と顕在的機能の連動方法」

本書の章・項	執筆者	事例の概要	潜在的機能	顕在的機能	連動方法
1・1	姉崎ら	保健施策の計画策定を住民・行政・関係団体等々で協働しながら展開。「住民参加」「協働」といった言葉がまちづくりの枕詞として用いられている状況が全国的に散見されるなか、まちづくりの主役である住民と十分に向き合いながら活動が展開されている。	・保健施策の計画策定プロセスを通じた町民・行政・関係機関のネットワーク構築 ・ネットワーク構築によるさまざまな健康づくり活動における協働の発生	・ウォーキング講座開設 ・子育てマップの作成 ・高等学校における「食育事業」「乳幼児交流事業」「赤ちゃんふれあい体験事業」の実現	計画策定の全プロセスに、町民が健康情報や健康観を共有しながら、策定に主体的に参画し、健康づくり施策の目指すべき方向を、町民を中心として行政・関係機関が一体となって明らかにしていった。

②健康を支援する環境づくり

「健康を支援する環境づくり」活動を意識した事例は、**表2**のように整理できる。

これらの事例の「限界認識と可能性の拡張」について検討してみると、まず林による第2部第2章1「子どもの健康を支援する環境づくり～『遊び』と『身体活動』を通して」の事例は、そもそも著者である林自身が子どもの「健康観」「遊び観」を持っているというところが特徴と言える。バーガーPL & バーガーB[7]は、ストア哲学者の主張を引用し、「知恵は自己のできることとできないことを知ることのうちにあり、自由はそのような知恵に基礎づけられてはじめて可能となる」と述べているが、林の場合、「健康観」「遊び観」に対する知を有しており、そのことを踏まえて活動を拡大させていたことがうかがえる。

また、金子による第2章2「障害児者のスポーツ活動を取り巻く環境づくり～NPO法人を主体とした宿泊型キャンプの企画運営に関する活動事例」では、「障害の理解」において、学生にせよ保護者にせよ、「障害そのもののみを理解しようとしていた」という限界認識がきっかけとなり、障害者ではなく、人そのものを理解することを通じ、その人の特性の一つとして障害を位置づけられるようになって、その次の過程で障害の理解へと進んでいったことがわかる。近年、

表2　「健康を支援する環境づくり」を意識した本書事例における「潜在的機能」「顕在的機能」および「潜在的機能と顕在的機能の連動方法」

本書の章・項	執筆者	事例の概要	潜在的機能	顕在的機能	連動方法
2・1	林	小学生とその親を対象とした執筆者自身の調査結果も踏まえつつ主宰している「遊び塾」「スポーツ教室」の活動における身体、心、仲間づくりなどの本人の成長発達という視点をもとにした遊びと身体活動を通じた健康づくりに関する内容。	・遊びや身体活動を通じて、子どもや親の仲間づくり、子育て支援、健康に関する情報提供などの幼児を取り巻く環境づくりを心がけた取り組みの展開 ・子どもの成長に伴い、幼児のサークルから小学生の体操教室へと発展 ・小学生の体操教室が当該活動を卒業した児童の受け皿として新たに誕生 ・体操教室を卒業したメンバーがジュニアリーダーとして戻る	・身体を動かしたり、さまざまな運動やスポーツに触れる機会の確保 ・運動量の確保	もともとの会の発足自体は、公民館主催による子育て事業であったが、参加した親の声により地域の親子体操サークルとしてスタートした。約20年間継続しており、その要因の1つとして親が主体となって声を上げていることが挙げられる。
2・2	金子	障害がある児童らを対象とした宿泊型キャンプの企画運営。	・保護者やボランティア学生の障害がある児童への理解の変化 ・キャンプ開催前のオリエンテーションから開催最終日に至るまでに、保護者は「できないこと」から「できること」に、ボランティア学生は「何かをしてあげよう」から「一緒に何かをし、何かをつくり上げよう」という意識へと変容	・本人の主体性や家族以外の人たちとの人間関係づくりを通した社会性、日常とは異なる環境での体験の積み重ねなど	NPO法人と保護者及び本人のみによるキャンプの企画運営ではなく、ボランティア学生をはじめとする大学関係者、福祉施設スタッフ、助成団体および地元企業などの連携により実現させた。
2・3	遠藤ら	健康増進計画の策定という枠組みのなかでウォーキングに特化したテーマを通じて、姉崎ら（1・1）の事例と同様、具体的な形で住民参加と関係機関との協働が展開され、組織横断的に実践されている活動。	・コースマップづくりなどを通しての住民参加 ・「スゴ足イベント」という地区ごとの特性に応じた形でのウォーキングプログラムの企画、実施	・1日30分以上のウォーキングを週3回以上行っている人の割合など ・ウォーキングプログラムを通じた運動の習慣化 ・医療費・介護給付費の抑制	商工会や地域団体など保健分野以外の関係機関も巻き込んださまざまな仕掛け。

「障害者」から「障害を持つ人」さらに「障害がある人」へという考え方、すなわち"Disabled"から"Differently abled""Physically challenged""People with disabilities"などといったホリスティックヘルスの視点やヘルスプロモーションの根本的な考え方が広がりつつあるが、本事例でもその活動を通して対象者理解が変容し、促進されていたことがうかがえる。また、この活動事例では、宿泊型キャンプとしての継続性の担保の困難さが示されていた。すなわち、宿泊型キャンプという形で続けることの財政的な限界が認識されていた。ただし、このキャンプを通じて得られたことを踏まえれば、別の形で展開するという今後の可能性も秘めていると言えるだろう。

遠藤らによる第2章3**「市民・地域・関係団体・行政の連携によるウォーキングのプロモーション～ウォーキングを中心とした健康のまちづくり」**の事例を見ると、顕在的には行政側に急速な高齢化に伴う医療費・介護給付費の抑制対策が念頭にあったが、半面では、市民の視点に立ち、ウォーキングというテーマに特化して取り組みを展開させていた。このことから、顕在的な行政側の到達目標を住民側に提示することに行政が限界を認識し、市民側の目指すものとは何かという観点に集中して活動の可能性を模索してきた様子がうかがえる。本書第1部で助友が既述したようにHealth in All Policiesという、すべての施策に健康の視点を取り入れる考え方が近年、ヨーロッパやオーストラリアで見られるが、本事例においても分野を超えた総合的な取り組みが推進されていると言え、その意味でも特筆すべき取り組みであろう。保健施策のみで進めていくことの限界と総合的に進めていくことの可能性が示唆される事例である。

このように、本書における「健康を支援する環境づくり」に関する活動では、三者とも**【唱道】**（活動が発展するきっかけへの認識）としてのプロセスが前提であり、例えば林の事例であれば子どもとその親、金子の事例では子どもとその親と大学生、そして遠藤らの事例では市民が**【能力形成／能力の付与】**（活動によってエンパワーされるターゲットとして把握）されており、これらの人々を分野を超えた形で**【パートナー／調停】**（活動に関わる人々の調整）として取り込んでいる。さらに林は、**【能力形成／能力の付与】**の対象であったメンバーをリーダーの立場に循環させ、対象者である子どもへの**【投資】**を意識している。遠藤らは「5つのプロセス」を通した具体的な整理は行っていないが、**【規制と法制定】**としてウォーキング施策が展開されており、その振興のために住民の参画を図る**【投資】**も行われていた。

③地域活動の強化

「地域活動の強化」活動を意識した事例は、次頁の**表3**のように整理できる。

「認識限界と可能性の拡張」について検討してみると、まず齊藤らによる第3章1**「地域住民による高齢者のヘルスプロモーション活動」**の事例では、高齢者をサービスの受け手として位置づけることへの限界と、むしろ担い手として位置づけて役割を持ってもらうことが実は健康の決定要因となるという視点で、高齢者におけるヘルスプロモーション活動の可能性を広げていったことが見て取れる。また松岡による第3章4**「社会参加と地域活動につなぐ参加交流型の健康講座」**の事例では、これまでの健康づくり講座に対し、身体的健康観を中心とした一方向的な展開や、住民を受け手としてのみ位置づけていたという点で、活動展開上の限界性を感じていたことがわかる。そのなかで、一人ひとりの健康観に目を向けたうえで、講座受講をゴールとするのではな

く、受講者がその後に自主グループ活動へと向かい、ひいては白井市のまちづくりの担い手として育つことをゴールとし、それによって活動の広がりを担保した。そして、下山田らによる第3

表3　「地域活動の強化」を意識した本書事例における「潜在的機能」「顕在的機能」および「潜在的機能と顕在的機能の連動方法」

本書の章・項	執筆者	事例の概要	潜在的機能	顕在的機能	連動方法
3・1	齊藤ら	地域における高齢者のヘルスプロモーションプログラムであり、従来までの医学モデルの枠組みに重心を置いたADL（日常生活動作）などの身体的指標をゴールとしたものではなく、社会参加や社会活動を通じた高齢者の役割創出を切り口とした「結果としての健康状況をつくり上げていく」取り組み。	・「寺子屋やまと」「花いっぱい運動」「おたがいさま種川」といった事業の立ち上げによる、地域組織（自治会や町内会）の活性化、再組織化	・健康度、生活機能やQOL、うつの度合いなどの改善、維持 ・健康管理活動へとつないでいくこと	専門家や行政がトップダウン的に展開させていったプログラムではなく、地域住民が「話し」「考え」「悩む」といったプロセスのなかでボトムアップ的に企画・運営されたこと。
3・2	杉田	通常の警察官や薬剤師などによる講義形式のものではなく、大学と小中学校の連携による薬物防止教育プログラムとして展開。	・大学生が小中学生に薬物防止に関する知識を伝えていくという立場に立つことによる学び ・大学と地域の連携の活性化 ・大学生自身の薬物防止に関する知識の習得	・薬物に関する知識の正解数の増加 ・誘われた場合の積極的な断り方ができるようになることなど	大学生が主体となって小中学生に関わっていったこと、小中学校等と大学をつなぐコーディネーター役の存在、小中学校と専門家（大学等の地域資源）、そして地域の連絡会（団体）がそれぞれ積極的に関わろうとしたことなど。
3・3	下山田ら	都市部において「子育てサークル」としての活動を行っていた母親たちが、自分たちの手によって、コミュニティに「子育てひろば」を創り上げていった過程を示したもの。	・当事者である母親自身が子育てひろばづくりに主体的に関わったこと ・母親自身が自らの課題を考えていくうちに、地域全体の課題であるという考えに移行し、まちづくり・地域づくりの1つとして活動が展開されていったこと ・主催者とメンバーとの互恵的な関係性がつくり上げられていったこと	・「子育てひろば」そのものの活動実績 ・育児不安感の解消 ・親子で過ごす時間の充実	親たち自身の主体的参画の場としての機能の発揮、活動を母親自身の発達課題と意味づけさせ、達成の場として「子育てひろば」を位置づけたこと、またコミュニティの人たちともそのことを共有していったこと。
3・4	松岡	市民対象の健康講座「白井市民大学校健康生活学部」の企画・運営のプロセスに関するもの。	・地域に活動の輪を広げていくことを念頭に、人のつながりや良好な関係性の創出、社会的ネットワークの充実といったことを活動の目指す方向とし、人との関わりを通じ健康づくりを志向する行動が芽生えつつあること	・卒業後の母子保健推進員・食生活改善推進員・介護予防推進員・地域の高齢者の支え合いの活動・認知症の啓発活動・施設ボランティア・自治会での防災活動など、地域活動への関わり ・ソーシャルサポートネットワークの増加 ・健康意識への高まり ・地域や行政への興味関心の高まり ・健康づくりへの心がけの高まりなど	白井市民大学校を通じたヘルスプロモーションの視点の唱道、大学校受講生同士の関係づくりへのさまざまな工夫、参加型講座を意識し受講生の気づきを高めていくこと、卒業後の活動につながるような講座運営、首長の大学校への直接的な関わり、大学校の総合計画における位置づけの明確化。

章3「**子育て中の母親たちがその手でコミュニティに『子育てひろば』を創り上げていく**」の事例では、専門職自らの主導で強化するという発想からの脱却、地域で暮らす人々の間で生じる相互作用への信頼、専門家自身も地域の人々と相互に作用し合える存在であり続けることの重要性を指摘していた。いずれの事例も、「役割創出」が念頭に置かれている点が特徴と言える。

　この点に関して金子[8]は、役割概念を「人類役割（人類という種の存続を邪魔しないこと）」「固定役割（家族のなかで次の世代を育てること）」「循環役割（職場に関連すること）」「流動役割（地域社会におけるもの）」に分類し、高齢者を「役割縮小過程の存在」としている。そのなかで、退職を契機とした「循環役割」や子どもの自立や配偶者の死などによる「固定役割」の縮小を見据え、地域における「循環役割」の「創造・維持・回復・拡大」の大切さを強調し、そのうえで、高齢期の生きがい促進の重要性を指摘している。

　下山田の事例の対象は子育て中の母親であったが、同様に役割理論の観点から考えれば、家族内の固定役割だけで完結せず、地域における循環役割を創出することができれば育児期における母親の子育て不安が改善され、子ども自身の健全な育ちに向かっていく、ということをうかがわせた。オタワ憲章以降、対象者を支援の受け手のみならず、担い手としても捉えるソーシャルサポートネットワークや、公衆衛生学領域のソーシャルキャピタルにおいて、このような「互酬性」がキーワードの一つとなっている[9]ように、サービスの受け手になるだけでは幸せに直結せず、むしろさまざまな形で他者から必要とされたときに健康感、幸福感が得られ、健康観が成熟していくのだろう。

　杉田による第3章2「**小中学校における薬物乱用防止プログラムの実践と地域との連携**」の事例では、単に「危ないからやめよう」といった教育方法には限界があると考えたうえで、なぜ薬物に手を伸ばしてしまうのかという心理的要因に目を向け、教育プログラムの可能性を探っていた。そして、専門家のみによる薬物防止教育の限界を感じていた。専門家による教育には、大人が子どもに行動変容を促すというトップダウン的な構造が見られることから、より行動変容につながる別の方法の可能性を模索し、その結果、子どもたちに比較的年齢の近い"大人ではない世代"として、大学生を教育する側の主体とした。そもそもEducateの語源には、「引き出す」という意味がある。対象者に対し、外発的動機づけで教え込むのではなく、その内発的動機づけを高め、潜在的な力を引き出すといった役割が教育する側の主体者には求められる。その意味で、秀逸な取り組みと言えよう。また本事例では、地域の既存の資源も活用していた。その契機は、活動の主体者である杉田自身の"地域に対する関心"であった。思考よりも先に行動を起こし、進み続けながら形にしていくことが、大学生を主体とした小中学生への薬物乱用防止教育の実践へと結びついた、と考えることができるかもしれない。

　本書で紹介した事例の「地域活動における強化」では、【唱道】（活動が発展するきっかけへの認識）においては、仕掛け人でもあった筆者たちがそもそも地域というベースで展開していくという認識を持っていた。【能力形成／能力の付与】（活動によってエンパワーされるターゲットとして把握）について見ると、齊藤らは地域の高齢者、松岡は市民大学の受講生、下山田らは母親と子ども、杉田は小中学生をターゲットとして把握しており、【パートナー／調停】（活動に関わ

る人々の調整）に関しては、単に同じ空間で空気を吸っているという関係ではなく、その空間でともに思考する相互主体的な存在として調整が行われていた。そのうえで、それぞれの対象者が主体であり客体であったことから、win-winの関係が成り立ったのであろうと考えられる。

④個人技術の開発

「個人技術の開発」活動を意識した事例は、**表4**の通りである。

「認識限界と可能性の拡張」について見てみると、高澤による第4章2「**住民一人ひとりの主体性を引き出す歯科保健活動の取り組み～健口体操を活用した住民との協働を通して**」の事例では、形式的な住民参加への疑問が契機となっている。住民が積極的に関与することこそが本来の住民参加であり、いわば行政主導のもと形式的に住民参加が行われても、健康なまちづくりは浸透しない、という認識である。そのうえで、住民が住民を支える仕組みをつくる方向で、健口体操を媒体として自主グループ活動へと発展させていく活動へと広げた。住民参加のあり方に対する疑問は、前述した行政におけるヘルスプロモーション活動に携わった姉崎ら、遠藤ら、齊藤ら、松岡からも挙げられていた。行政がヘルスプロモーション活動を展開する場合には、住民参加という言葉を使う責任を行政内で共有していくことが重要となるだろう。

また、下園による第4章1「**在宅療養の実現を可能にした『個人の技術』と『支援者として必要な技術』の構成要素に関する一考察──医療依存度の高い難病患者の一事例から**」の事例では、医

表4　「個人技術の開発」を意識した本書事例における「潜在的機能」「顕在的機能」および「潜在的機能と顕在的機能の連動方法」

本書の章・項	執筆者	事例の概要	潜在的機能	顕在的機能	連動方法
4・1	高澤	千葉県市原市における健口体操を活用した住民主体に重点を置いた歯科保健活動の展開。自治体歯科衛生士として健康なまちづくりにこれまで関わってきた経験と、多くの健康なまちづくりで見られる形式化する住民参加への疑問を持ちながら、住民主体を意識した取り組みが模索されている。	・住民主体の保健活動を支援する講座の参加者のなかから自主グループが誕生 ・その自主グループの活動も継続	・主観的健康感の高まり ・食べ物を安全においしく食べることや言葉をはっきりさせるなど口腔機能向上の効果	仲間や行政との信頼関係、行政とメンバーとの間に立つ専門職の存在、専門職による介入のスキル、他者からの評価・賞賛、講師に対する憧れ、活動に関する「ワクワク感」、健口体操の有効性を他者にも伝えたいという思い、参加することが自信となり生きがいや主観的健康感に直結していること、健口体操という媒体の存在。
4・2	下園	在宅医療の体制が十分整備されていなかった介護保険法以前の措置制度時代に、医療依存度の高い状態の患者を対象とした在宅療養の実践。現在においてもその地域ケアシステムが十分とは言い難いという立場に立つ。	・セルフヘルプグループ活動の充実 ・具体的には、対象家族の加入後、麻疹予防接種の受診勧奨を目的としたDVDの作成、在宅療養に関する勉強会など、患者家族のニーズに応じた活動へと充実が図られたこと ・ほかの難病患者団体と連携し、患者と家族が気兼ねなく旅行できる場（コテージ）が建設されたこと ・年1回のチャリティーウォーキングの主催など	・在宅療養への移行の実現	当事者家族が発信し、父親がコーディネーター役を担ったこと、また養護学校教諭、大学病院や在宅医療を行う医師などの専門家の存在、あるいは友人などのインフォーマルサポート、セルフヘルプグループ活動をはじめとした他団体との連携など。

療依存度の高い若年難病患者の医療機関での生活の限界という状況を出発点として、在宅生活の実現を目指すべく、地域におけるケアシステムの構築の可能性を模索し、そのプロセスを通して「個人技術の要素」「支援者としての必要な技術」を抽出している。さらに、高澤の事例と同様、自主グループ活動の充実や発展へと向かっている点も特筆される。対象者にとっては、個人技術の開発のために自己の顕在的機能を高めていくことが主題となるが、それが結果的には自主グループの充実や発展といった社会還元にもつながっている。すなわち、主体となる人たちの「内発的動機づけ」の活性化にも結びついていたと考えられる。

本書の事例で紹介した「個人技術の開発」では、【唱道】（活動が発展するきっかけへの認識）に関して、まちづくりという視点からのアプローチと個人のニーズを出発点とした二つのケースが見られた。これらの間には、支援者側がテーマを設定し対象者の行為を変容させていくことと、対象者のテーマが明確に設定され、対象者自身が出発段階から主体として活動を展開させていこうとしていること、という差異があると言えよう。【能力形成／能力の付与】（活動によってエンパワーされるターゲットとして把握）について検証すると、高澤は市民、下園は患者とその家族をターゲットにしたが、【パートナー／調停】（活動に関わる人々の調整）としては、いずれも専門家としての健康運動指導士や養護学校教諭などをキーパーソンとしていた。これらの専門家のサポートが対象者のエンパワメントを担っており、「個人技術の開発」における内発的動機づけを高めるポイントとなっていたのであろう。

⑤ヘルスサービスの方向転換

「ヘルスサービスの方向転換」活動を意識した事例は、**表5**のように整理できる。

「認識限界と可能性の広がり」について見ると、筆者ら、黒岩らによる第5章1「"**障害福祉サー**

表5 「ヘルスサービスの方向転換」を意識した本書の事例における「潜在的機能」「顕在的機能」および「潜在的機能と顕在的機能の連動方法」

本書の章・項	執筆者	事例の概要	潜在的機能	顕在的機能	連動方法
5・1	森川ら	障害がある人の一般就労を支援する就労移行支援事業所に関する実践。障害があるから支援をするという考え方ではなく、個々人に目指すものがあり、それを達成できるよう支援していくというヘルスプロモーションの視点を重視している。	・利用者と援助者の相互主体性の育成 ・「親亡き後」を念頭に置いた保護者の意識の変化 ・職場定着のための支援の充実 ・利用者を確保するという経営的視点を持つこと	・一般就労への移行率 ・職場定着率 ・利用定員の充足率	訓練内容のマニュアルづくりや、個々の目標が明確になるようにした作業能力別訓練および職員自身によるアセスメントの開発。アセスメント内容の訓練生、訓練生の保護者、支援者の三者間での共有。また、センターの支援方針の保護者との共有。特別支援学校などとの連携体制の充実など。
5・2	黒岩ら	就労移行支援事業所における利用者のアセスメントについて、既存の評価表を活用するのではなく、筆者らを含めた現場の実践家が、働くことを通して社会的な成熟度を高めていくために、訓練過程で何をするべきかという視点で評価尺度の検討を行った活動。	・評価尺度自体をつくり上げていく過程が、スタッフの支援観を形成していくこと ・スタッフ、利用者、家族、一般就労の移行先等々と、利用者理解を共有すること ・課題がより明確になり、支援計画がより実効性の高いものになることなど	・一般就労への移行率 ・職場定着率	既存の評価表ではなく、普段の実践と理論的な裏づけを通じて評価表を開発していったこと。また、何よりも支援者が「健康観」「支援観」「職業観」について日々語ろうとしている。このことを出発点として実践のための計画化と計画の実現を図っている。

ビスとしての就労支援"から"ヘルスプロモーションとしての就労支援"への転換」、第5章2「障害者の就労による自立支援から社会的成熟を目指した支援への転換」の事例では、福祉の枠組みだけで就労支援を行うことの限界を認識していた。この認識こそが、社会的弱者としての"障害がある人"の「働くこと」を支援するだけでなく、人が働くということにおいては何が大切で、そのために何が必要か、という発想を促し、活動の可能性を広げたと言えるだろう。

ハイデッガーM[10]は、日常性を「誕生と死の『間』にある存在にほかならない」と述べ、人は死に向かっていく存在であるとした。特定の人だけが死に向かっている存在ではなく、誰もが平等に死が与えられている。したがって、その過程のライフイベントをどのようにつくるか、という部分にヘルスプロモーションの根幹があると考えられる。

このようなことから、本書の事例における「ヘルスサービスの方向転換」では、【唱道】(活動が発展するきっかけへの認識)については、保護的なモデルで対象者の就労支援を展開することへの疑問があり、そのことを機関内のトップである所長と職員がさまざまな形で発信していったことが確認できる。【能力形成／能力の付与】(活動によってエンパワーされるターゲットとして把握)については、支援者側が対象者を社会福祉の対象としての社会的弱者ではなく、これから自らの人生を切り拓いていく存在であると捉え、彼らが人生を歩む生活舞台である教育機関、福祉機関、労働機関、事業主、家族といったパートナーを巻き込んでいることが確認できる。そして、これらを巻き込む際には、働くことの意味を踏まえ、障害がある人の「働くということ」の支援に向けて、関係機関に足を運ぶ【投資】を行い、【唱道】をしている。同時に、既存の評価表を活用するのではなく、支援者自身が評価表を開発するという【投資】を通じ、対象者の理解に努めている。その意味で、対象者観、健康観、ライフロングアプローチ、セッティングズアプローチという視点がより意識されていると言えよう。また、障害者自立支援法の施行に伴って独立採算制に移行した【規制と法制定】に対し、その範囲のなかでより充実した事業を展開させていくという志向を支援者が持ち続けているということも、本事例における「ヘルスサービスにおける方向転換」に関する活動の重要な視点である。

本書の事例に見るヘルスプロモーション活動の"プロセス"の特徴

以上の検証をもとに、ヘルスプロモーションの「5つの活動」について、「潜在的機能」「顕在的機能」とこの二つの機能をつなぐ「連動方法」、さらに「限界認識と可能性の広がり」という視点から整理して、引き続き、ヘルスプロモーション活動の5つのプロセス、すなわち【唱道】【能力形成／能力の付与】【パートナー／調停】【投資】【規制と法制定】について検討を行ってみたいと思う。

これら5つのヘルスプロモーション活動のプロセスのうち、【唱道】【能力形成／能力の付与】【パートナー／調停】について、筆者なりにその特徴を整理したものが**表6**である。これら3つのプロセスについては、本書における事例の「振り返り」でも言及されている。しかし、【投資】(活動の財政的裏づけや活動資金との紐づけ)と【規制と法制定】(活動の法的根拠という意味づけ)に関する言及は、比較的少なかった。

第1章 健康社会へ向けて

表6　本書における事例を通したヘルスプロモーションのプロセスの特徴（5つのプロセスのうちの3つのプロセス「唱道」「能力形成／能力の付与」「パートナー／調停」について）

プロセス	特徴
唱道—活動が発展するきっかけへの認識	①活動を発展させるきっかけに対する認識が少なくとも活動主体者において明確にされている。 ②活動の主体者が主体者なりに多様で幅広い健康観を有している。 ③活動の主体者が地域ベースで活動を展開させていこうとする発想がある。 ④個人のトピックスからスタートした活動の場合、社会に発展させていこうとする視点がある。 ⑤地域をベースとした活動から発展させる場合、対象者の行動を変容させていくための環境づくりという視点がある。 ⑥トップとその組織の実践部隊の立場の両者で組んで唱道している。
能力形成／能力の付与—活動によってエンパワーされるターゲットの把握	①助ける存在ではなく、人生を切り拓く存在として、対象者を捉えている。 ②活動主体者の対象者観、健康観が能力形成／能力の付与の内容に反映されている。
パートナー／調停—活動にかかわる人々の調整	①分野横断的な視点を有している。 ②win-winの関係性を築こうとする発想を持っている。 ③主体と客体に加え、第三者の目となるキーパーソンの存在がある。 ④ライフロングアプローチとセッティングズアプローチから見えてくるパートナーについて、これらの人たちとの相互関係を意識した活動が行われている。

　まず、【投資】については、林による第2章1の「子どもが身体を動かしたくなる環境づくり」への【投資】、筆者らによる第5章1の「保護者の集まる機会に出向く」といった【投資】、あるいは「特別支援学校生徒の体験入所の実施」といった【投資】といった例がある。なお、この【投資】の捉え方に関しては、本書の著者によって狭義、広義に捉えられており、今後、さらに議論する余地があろう。一方、【規制と法制定】については、姉崎らの第1章1の「学校の授業の一環として取り組み」、林による第2章1の「遊び環境の整備」、筆者らによる第5章1の「補助金頼みの運営から、独自に採算をあげる運営への転換」「就労移行への成功と同時に新たな利用者を確保すること」「法律・条例・事業所内での規定や取り決めなど」が挙げられている。

　本書では、この2つのプロセスに関する言及が少ない。その理由は、ヘルスプロモーション活動を展開していく際、ほかの3つのプロセスと比べ、意識しにくいプロセスであるからなのかもしれない。ただ、【投資】【規制と法制定】はともに、活動の継続性を担保するための取り組みであることから、活動主体となる人や機関、団体がこの2つを意識することは大変重要である。そのためには、本稿での分析の視点でも掲げたように「潜在的機能」と「顕在的機能」を踏まえつつ、これら2つの機能をつなげていく工夫として「潜在的機能と顕在的機能の連動方法」を模索することが必要である。このことがこれら2つのプロセスを意識していくための一つの手段になる、と筆者は考えている。

　なお、マートンRK[5]が「潜在的機能」と「顕在的機能」について、「正機能」と「逆機能」という枠組みで整理する必要性を説いていることに言及しておきたい。このうち本書では、「正機能」のみに焦点が置かれている。それでも、姉崎らの「行政主体から住民主体に突然移行することへの住民の違和感の表出」や、高澤の「応援隊」結成時における「活動そのものの方向性についてメンバーより疑問が投げかけられ、メンバーと行政との間でわずかな障壁が感じられた」といった記述に見られる、その推進が逆に阻害をすることになる住民参加の「逆機能」、また金子の「事業が大規模であり、連携調整機関も多岐にわたることによる事前打ち合わせなどへの負担

ヘルスプロモーション活動を展開する際の視点

　最後に、ここまで挙げたようなヘルスプロモーション活動を展開していくうえでの筆者なりの考え方をいくつか提示する。

　筆者は、健康とは幸福感であると考えている。さらに言えば、ライフコースにおいて何らかのライフイベントに直面した際に、同じ文化に暮らす人々とほぼ同じ程度の選択肢があり、その選択肢から自ら選択し、選択したことに責任をもって、その役割を獲得しようとしたり、遂行しようとすることが健康である、と理解している。

　この考え方には、島内[11]の「健康が幸福と直結しているということ、幸福は個々の健全な人生観によって実証される」、パーソンズT[12]の「個人が社会化されるにつれて担う役割と課業を効果的に遂行しうる能力の最適状態」、オタワ憲章およびバンコク憲章[1]の健康概念が状態概念の枠を越え、すべての人の固有の獲得概念であるとした河口[2]の見解に影響を受けている。

　こういった考えを踏まえ、ヘルスプロモーション活動の展開に向け、次の3つを提示したい。

① 人をどのように理解するか？

　1つ目は、人をどのように理解するか、ということである。

　バーガーP & バーガーB[13]は、若さや狭い意味での健康を称賛する相対評価に価値を置く社会では、ラベリングセオリー（ラベルを貼って決めつける）が働き、死に向かいつつ生きている両義的存在であるはずの私たちが一つの存在枠に押し込まれるだろう、と指摘している[14]。それは例えば、老いることへの否定的なイメージを払拭しようとするがあまり、老いの理解に不可欠な部分まで見えなくしてしまう「老いの自然的プロセスの分断化[15]」を招く。

　人が生きるということは、前述したように「死に向かっている[10]」ことである。しかしこれは、決して諦めとしての消極的な生き方ではない。限界を認識したうえで可能性を限りなく広げていく、積極的な生き方であると言える。この考え方であれば、逆にすべての人において健康を獲得する可能性はある。これこそが、ヘルスプロモーションで言うところの「自らの健康[1]」に対する考え方ではないだろうか。

② ブリコラージュの発想

　2つ目は、ブリコラージュ[15]の発想である。

　実践を展開していくうえでは、与えられた条件のなかで進み続けていくことが、何よりも大切である。ブリコラージュとは、「寄せ集めて自分でつくる」「物を自分で修繕する」といった意味があり、レヴィ＝ストロースが『野生の思考』において、未開民族と都市文明のなかで生きている人たちを比較し、後者は用途に応じて新たな道具・器具をつくり出すのに対し、前者は今ある道具・器具を工夫しながら活用していくことを通して目的に応えると指摘した際に用いた概念である。そして、都市文明のなかで生きている人が先を進んでいるのではなく、未開民族の人たちの方が合理的な生き方を選択しているのではないか、という問題提起をした。今ある資源のなかで当面の必要性に役立つものをマネジメントするというブリコラージュの発想のもとに、ヘルス

プロモーションの実践家は、「仕掛け人」としての役割を発揮することが求められる。

③絶対評価としての対象者理解

3つ目は、絶対評価としての対象者理解である。

相対評価においては、ある一定の数値的評価指標を用いて、ある基準を超えているか否かというなかで個人を判断するが、絶対評価では、ある一定の数値的評価指標を用いつつ、個人の頑張りに注目する。対象者の欠点等に着目するのではなく、その潜在能力や環境といった対象者自身の強さ、強みに着目し、尊重し、それを活かした支援で、主体的かつ、援助者との協働的関係で問題を解決する「ストレングスの視点」や、その人が力を発揮できるような環境づくりとしての「エンパワメント」といった概念にもあるように、対象者の問題的側面に目を向けるのではなく、健康的側面に目を向けたうえで、個人の全体像を把握し、次なる目標を設定していくことが大切であろう。

チクセントミハイM[17]は、本人の能力と難易度という二軸のバランスが重要であるというフロー理論を提案している。つまり、本人の能力に対し、難易度が低すぎたり、逆に高過ぎた場合には、モチベーションが下がり、その行為に対する楽しみが生じないというわけである。これをもとに考えれば、相対評価のなかで個人の能力を見極めるだけでなく、絶対評価を踏まえて個人の全体像を把握することが必要となる。言い換えれば、客観的な基準のもと、相対評価の観点をもとにした健康状態から出発するのではなく、人々の健康を創造することを通し、絶対評価の観点から、人々の健康観に向き合うことを第一歩として、その健康観を獲得していくところに興味を持つことが重要である。それがヘルスプロモーションの実践家に求められることの一つであると言える。

形式的な住民主体への疑問が本書において幾度となく指摘されていたが、専門職にせよ、一般の人々にせよ、すでにある健康を念頭に置いて活動を展開していくのではなく、絶対評価に価値を置いた人々の健康観を出発点とすべきであり、そのうえで、一人ひとりの健康そのものを思索する——そこにこそ主体が生まれるのである。

3 現在の枠組みに未来を押し留めないために——

さて、既述したように、本論の整理方法や検討方法には、議論の余地が残されていると思われる。なかでも、「潜在的機能」「顕在的機能」「潜在的機能と顕在的機能の連動方法」および「限界認識と可能性の拡張」という視点には、さらなる議論が必要である。例えば、行政、専門職、支援者などの立場から見るのか、住民、利用者、家族等の立場から見るのか、といったことによっても、「顕在的」「潜在的」なものの位置づけは変わってくる。本論においては、この点まで明確に整理、検討することはできなかった。今後の課題としたい。

また、健康社会学そのものに向き合う段階にまで至らなかった点も残された課題である。そのため、今後も複数の準拠枠について、健康社会学研究会のメンバーなりで議論し、検討を続けたいと考えている。なぜなら、「単一の準拠枠は単一のパラダイムしか呼び起こさず、単一のパラダ

イムでは全体が見えなくなる危険性がある[18]」ためである。よって、現在の健康社会学に、未来の健康社会学をも留めてしまわない姿勢を持ち続けたい。

　前身である保健社会学研究会が立ち上げられて以来、順天堂大学保健社会学研究室・健康管理学研究室のメンバーを中心に澤口進、若狭衛、氏井重幸、小山修、島内憲夫を世話人としてスタートした（1980年10月29日に第1回研究会開催、1987年3月28日に第39回開催に至る）。そして、1987年4月4日には、健康社会学研究会（代表＝島内憲夫）と改称し、第1回月例会が開催され、現在は116回を数える。また、1987年5月23日には第1回健康社会学セミナーが開催され、これも現在は54回を数えている。

　この健康社会学を基盤として、思考し続け（すでにお膳立てされているものではない）、与えられた条件のなかで（できない理由ではなく、できる理由を考えて）、まず動く（活動するなかで理論に意味づけていく）――。それが、ヘルスプロモーション活動を展開させていく基本である、と筆者は考えている。これまでの軌跡を整理しつつ、健康社会学の輪郭を見える形にする努力をこれからも続けていきたい。

[参考文献]
1) 島内憲夫，鈴木美奈子．21世紀の健康戦略シリーズ6　ヘルスプロモーション～WHO：バンコク憲章～．東京：垣内出版，2012：17．
2) 河口明人．健康概念の射程．北海道大学大学院教育学研究院紀要．2008；105：29-55．
3) ノルデンフェルトL．石渡隆司，森下直貴訳．健康の本質．東京：時空出版，2003：109．
4) Rootman I, Goodstat M, Potvin L, et al. Toward a framework for health promotion evaluation. Copenhagen：European Office of the World Health Organization, 1997.
5) マートンRK．森東吾，金沢実，森好夫訳．社会理論と機能分析．東京：青木書店，2005：116-149．
6) バーガーPL，バーガーB．安江孝司，鎌田彰仁，樋口祐子訳．バーガー社会学．東京：学習研究社，1972：408．
7) バーガーPL，バーガーB．前掲書6）：409．
8) 金子勇．地域福祉社会学．京都：ミネルヴァ書房，1997：46-47．
9) 高尾総司．健康．稲葉陽二，大守隆ら編．ソーシャルキャピタルのフロンティア―その到達点と可能性―．京都：ミネルヴァ書房，2011：218-219．
10) ハイデッガーM．細谷貞雄，亀井裕，船橋弘訳．存在と時間　下巻．東京：理想社，1964：7-14．
11) 島内憲夫．保健社会学の理論構成．若狭衛，小山修，島内憲夫編．保健社会学―理論と現実．東京：垣内出版，1983：17, 40-41．
12) パーソンズT．武田良三監訳．新版社会構造とパーソナリティ．東京：新泉社，2001．361．
13) バーガーPL，バーガーB．前掲書6）：368-369．
14) 木下康仁．老人ケアの社会学．東京：医学書院，1989．4-5．
15) 木下康仁．老いと文化―老衰のケア的解釈をめぐって―．老年社会科学．1998；20（1）：9-15．
16) レヴィ＝ストロースC．大橋保夫．野生の思考．東京：みすず書房，1976．22-28．
17) チクセントミハイM．今村浩明訳．楽しみの社会学(改題新装版[旧題：楽しむということ])．東京：新思索社，2000．85-92．
18) 金子勇．社会学的創造力．京都：ミネルヴァ書房，2000：5．

おわりに

　本書は、健康社会学研究会が松岡正純・代表体制になってからはじめての出版物である。
　健康社会学研究会に関連する図書としては、以前にも『保健社会学－理論と現実』（1983年）、『「健康」ライフワーク論－生涯健康学習のすすめ』（1989年）といった専門書を出版しており、2000年代には研究誌の発刊も行った。そうしたなかでの今回の出版には、ヘルスプロモーションの推進に重要な「5つの活動」で現場の活動事例を整理して提示するとともに、ヘルスプロモーションの価値を再認識して改めて社会に向けて発信する、ということに意図がある。
　ヘルスプロモーションとは、私の解釈ではあるが、Health and Happinessすなわち「健康の達成による幸福の実現」（「健幸」）を目指すものである、と考える。したがって、「健康社会」は、「健幸社会」につながっていく必要がある、と考えられるだろう。健康課題というと従来、時間や発達の軸と場の軸で整理されることが多かった。しかし、本書はヘルスプロモーションの「5つの活動」、すなわち「健康的な公共政策づくり」「健康を支援する環境づくり」「地域活動の強化」「個人技術の開発」「ヘルスサービスの方向転換」という観点で事例を整理した、健康社会学研究会としての新しい試みでもあった。各事例は、ともに内容もアプローチ方法も多岐にわたっているが、いずれも「振り返り」や「コメント」を通して客観視できるように工夫しており、すべての事例に共通するような普遍的なヒントを示唆できたのではないか、と自負している。
　ただし本書は、単に事例の中味を整理したり、「ヘルスプロモーション活動プロセスワークシート」に当てはめたりすることを目的とはしていない。それらのプロセスを経たうえで、「5つの活動」におけるほかの活動や、ほかの人々・他部門との連携の可能性に気づき、さらなる実践活動の広がりと深化を目指すものである。そのことを通して、健康課題の解決が導かれ、健康な社会、幸福な社会に少しでも近づく一助になるならば、幸いである。なお、本書で助友が提案しているヘルスプロモーション活動プロセスワークシートは、5つの活動と5つのプロセスを意識するための私案であり、WHOが推奨するツールでないことを申し添えておく。
　本書には、できるだけ多くの事例を示したかったが、それが必ずしも十分でなかった。各執筆者に原稿執筆をお願いしながら、出版までに時間がかかってしまい、掲載事例がやや古くなっている面も否めない。とすれば、それは出版企画委員長の力量不足によるものであり、読者のみなさまにはこの場をお借りしてお詫び申し上げたい。本書の編集制作にあたっては、株式会社ライフ出版社の徳田武社長に大変なご尽力をいただいた。
　最後に、本書に関わってくれたすべての人々に深く感謝の意を表したい。

　　　　　　　　　新宿高層ビル群を望む文化学園大学のキャンパスから　平成28年6月
　　　　　　　　　健康社会学研究会副代表・出版企画委員長（編者代表）　杉田秀二郎

編集／監修

健康社会学研究会

　健康社会学研究会は、保健社会学研究会（1979年設立）を前身として、健康と社会の理想的なあり方を追求し、健康科学への貢献とその現実への応用を図ることを目的に、1987年に発足しました。本研究会では、保健・医療・福祉を中心に研究から実践にわたる多職種・多分野の人々が集うネットワークの広さを強みとし、年2回のセミナーや年4回の月例会を開催しながら、ヘルスプロモーションの理念にもとづいた健康社会の実現に向けて、分野や職種を超えた活動を展開しています。

- ホームページ
　http://kenkoshakai.wix.com/healpro
- フェイスブック
　https://www.facebook.com/healpro
- 事務局（入会、セミナー・月例会開催予定などの連絡先）
　〒164-8530 東京都中野区中野4-21-2
　帝京平成大学現代ライフ学部人間文化学科（担当：森川 洋）
　FAX 03-5860-4945
　E-mail：h.morikawa@thu.ac.jp

健康社会学研究会出版企画委員

杉田秀二郎
編者代表・健康社会学研究会副代表
文化学園大学現代文化学部応用健康心理学科
専門分野：健康心理学

松岡正純
健康社会学研究会代表
千葉県白井市市民経済部市民活動支援課
専門分野：健康なまちづくり、市民参加・協働、生涯学習

臺 有桂
健康社会学研究会副代表
鎌倉女子大学短期大学部
専門分野：地域看護学、地域保健、地域包括ケア

森川 洋
健康社会学研究会事務局長
帝京平成大学現代ライフ学部
専門分野：健康社会学、ヘルスプロモーション、職業リハビリテーション

助友裕子
健康社会学研究会運営委員
日本女子体育大学体育学部
専門分野：ヘルスプロモーション、公衆衛生学

事例分析でわかるヘルスプロモーションの「5つの活動」
Health Promotion Action Means

2016年6月18日　第1刷発行

編集／監修　健康社会学研究会
発行者　　　株式会社ライフ出版社
　　　　　　〒101-0065　東京都千代田区西神田2-7-11北村ビル202
　　　　　　電話03-6261-5980　ファクス03-6261-5981
　　　　　　e-mail　public-health@clock.ocn.ne.jp

デザイン　有限会社美創
印　刷　　シナノ書籍印刷株式会社

ISBN 978-4-908596-00-1　　©2016 Printed in Japan

定価は、裏表紙に表示しています。
本書の内容の一部、または全部を無断で複写複製すること（複写機などいかなる方法によっても）は、法律で認められた場合を除き、著作者および出版社の権利の侵害となります。また、私的使用以外のいかなる電子的複製行為も一切認められていませんので、ご注意ください。